U0077244

那些子宮
教我的事

婦癌迷思、臨床診療問題全解析

第一本
婦癌專書

商周編輯顧問股份有限公司出版

CONTENTS

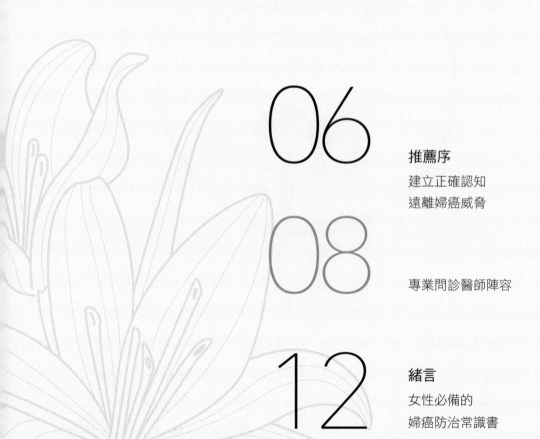

建立正確認知　遠離婦癌威脅

王功亮
醫師

臺東馬偕紀念醫院院長／馬偕醫學院教授

　　30 年前，我剛在馬偕紀念醫院完成婦癌專科醫師訓練時，臺灣的子宮頸癌病例相當多，天天有開不完的相關手術，其肇因於當時的子宮頸抹片篩檢並不普遍，無法提早偵測到子宮頸癌前病變。後來拜全民健保在民國 84 年開辦之賜，大量推廣免費的子宮頸抹片篩檢，經過 20 年的努力，如今子宮頸患者已大為減少，其死亡率也已掉出國人十大癌症排行之外，同時也讓女性民眾體認到癌症預防的重要。

　　近年來婦科癌症的診治技術日新月異。在診斷上，出現了許多更先進的診斷工具，如造成子宮頸癌的人類乳突病毒 (HPV) 之檢測、高階超音波、電腦斷層、磁振造影及正子攝影。手術方面也由傳統的剖腹手術，推展到微創手術及達文西機器手臂手術，提高了手術的精確性及安全性。放射線治療也由傳統的直線加速器，演進到質子或重粒子治療儀，提高了治癒率，且減少了副作用。至於化學治療及標靶治療，也都有更新、更有效的藥物出現，大大提高了婦癌的存活率。

然而女性朋友如果沒有接受定期篩檢，或有微兆時沒有立即就醫，一旦發病，往往無法有比較好的結果。例如，曾有一位陰道大量出血且身體虛弱的患者，被送到本院就醫，經診斷為晚期子宮頸癌；問及病史，她從未接受子宮頸抹片檢查，且不正常陰道出血已經多年，後雖接受積極治療，仍無法挽回生命。其實，如果這位患者能每年接受子宮頸抹片檢查，及有微兆時立即就醫，相信就能早期發現子宮頸病變，即時處理，其治癒率可達近 100％。

　　另有一位患者在就醫的 1 年前，感覺到腹部越來越大，以為自己變胖了，就努力運動且節制飲食，但仍沒有改善；1 年後因腹部疼痛送至本院時，才發現腹腔內已充滿癌細胞，診斷為晚期卵巢癌；雖經手術及術後化學治療，最後仍不幸去世。如果她早期有所警覺並提早就醫，初期的卵巢癌經積極治療後，其 5 年存活率可高達 90％。

　　10 年前我在臺北馬偕紀念醫院婦產部主任任內，邀請部內全體同仁共同編撰了一本《婦產科常見病症和保健百科》，不料一出版或再刷，都立即銷售一空，足見有不少女性朋友都很重視預防保健常識。如今欣見臺灣多位權威婦科醫師一起合作出版這本《那些子宮教我的事——婦癌迷思、臨床診療問題全解析》，內容包括婦科癌症的防治對策及治療期間的正確觀念，且有實際案例分享解析及 Q＆A 破解婦癌常見迷思等，提供讀者正確的癌症防治及養生保健觀念，實為難得。

　　本人身為婦癌醫學會前理事長，樂見本書的出版，提供婦女朋友正確的婦科癌症知識，期望本書能幫助婦女朋友遠離婦癌的威脅，擁抱更健康的人生。

專業問診醫師陣容
Professional Lineup

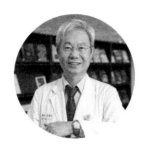

葉聯舜 醫師

臺灣婦癌醫學會理事長
中國醫藥大學附設醫院婦科主任

專長
婦癌手術、化學治療、各種婦科腫瘤治療、
婦科內視鏡微創手術、達文西機器手臂手術

學歷
- 中國醫藥學院醫學系
- 中國醫藥學院醫學研究所碩士

經歷
- 臺灣婦癌醫學會理事長
- 臺灣更年期醫學會理事長
- 中國醫藥大學醫學院臨床副教授
- 中國醫藥大學附設醫院婦產部主任
- 美國史丹佛大學醫學中心婦癌研究員

—— 第 1 章　子宮頸癌 ——

張志隆 醫師

馬偕醫院婦產部婦科癌症學科主任

專長
婦科癌症、婦科腫瘤手術、婦科微創手術、
化學治療

學歷
- 臺北醫學大學醫學系
- 英國劍橋大學癌症生物學博士
- 美國約翰霍普金斯大學醫學院博士後研究

經歷
- 馬偕醫學院醫學系副教授
- 馬偕紀念醫院婦產部資深主治醫師
- 臺灣婦癌醫學會理事
- 臺灣婦癌醫學會秘書長
- 國家衛生研究院婦癌專科醫師

朱俊誠 醫師

新光吳火獅紀念醫院婦產科主治醫師

專長
婦科腫瘤手術、婦科癌症、腹腔鏡手術

學歷
- 臺灣大學醫學系

經歷
- 東京國立癌症中心臨床研究員
- 輔仁大學醫學系臨床講師

—— 第 2 章　卵巢癌 ——

劉 文 雄 醫師
高雄榮民總醫院婦女醫學部主任

鄭 文 芳 醫師
臺大醫學院婦產科教授
臺大醫院婦產部主治醫師

專長
婦科癌症、達文西機器手臂手術
各式腹腔鏡手術、婦女更年期、一般婦科

學歷
* 國防醫學院醫學系

經歷
* 龍泉榮民醫院婦產科主治醫師
* 高雄榮民總醫院婦產科主治醫師
* 高雄榮民總醫院婦產部婦科主任
* 高雄榮總癌症中心主任
* 美國史丹佛大學婦癌臨床研究

專長
婦科腫瘤診斷及治療、婦科微創手術、
腫瘤免疫學及免疫治療

學歷
* 臺灣大學醫學系
* 臺灣大學臨床醫學研究所醫學博士
* 臺灣大學管理學院 EMBA 國際企業組碩士

經歷
* 國家衛生研究院婦科腫瘤研修醫師
* 美國約翰霍普金斯大學醫學院病理科博士後研究員
* 美國約翰霍普金斯醫院婦產科婦癌觀察員
* 臺灣婦癌醫學會秘書長

—— 第 3 章　子宮內膜癌（子宮體癌） ——

張 廷 彰 醫師
長庚大學醫學院教授
長庚紀念醫院婦產部部主任
臺灣精準醫學學會理事長

廖 正 義 醫師
高雄榮民總醫院
婦女醫學部主治醫師

專長
婦科腫瘤的預防與診療
婦科腫瘤的分子診斷
臨床試驗及標準治療失效後的嘗試性治療

學歷
* 中國醫藥學院醫學系
* 美國哈佛大學公衛碩士

經歷
* 臺灣婦癌醫學會理事長
* 臺灣癌症登記學會理事長

專長
婦科癌症篩檢、診斷、治療與追蹤、
達文西機器手臂手術、腹腔鏡手術、
子宮鏡手術、一般婦科、更年期照護

學歷
* 陽明大學醫學院醫學系

經歷
* 高雄榮民總醫院婦產部主治醫師
* 嘉義榮民醫院婦產科主治醫師
* 阮綜合醫院婦產科主治醫師
* 加州大學舊金山分校婦癌科訪問學者

賴 鴻 政　醫師

雙和醫院副院長暨婦產部主任

專長
婦科癌症、達文西機器手臂手術、
婦科微創手術、骨盆鬆弛手術、基因檢測

學歷
- 國防醫學院醫學科學研究所博士
- 國防醫學院醫學系

經歷
- 亞洲婦科機器人學會（ASGRS）理事
- 臺灣婦產科內視鏡暨微創醫學會理事
- 臺灣婦癌醫學會理事
- 國防醫學院醫學系教授
- 三軍總醫院婦產部婦癌科主任
- 美國俄亥俄州大學癌症中心研究學者
- 美國 Arthur G. James Cancer Hospital 進修醫師
- 德國癌症研究中心研究學者

呂 建 興　醫師

臺中榮民總醫院婦女醫學部婦科主任

專長
惡性及良性婦科腫瘤、陰道鏡及癌前病變、
腹腔鏡手術、達文西機器手臂手術

學歷
- 中興大學生物醫學研究所博士
- 陽明大學醫學院醫學系

經歷
- 臺中市防癌協會委員
- 美國德州大學安德森癌症中心進修
- 中華民國婦癌醫學會秘書長
- 中華民國婦癌醫學會監事
- 陽明大學部定助理教授

何 志 明　醫師

國泰綜合醫院醫學研究部主任
兼婦癌中心主任

專長
婦科腫瘤、婦科癌症、抹片異常陰道鏡、
腹腔鏡手術、達文西機器手臂手術、
人類乳突病毒檢測及婦癌分子診斷

學歷
- 臺北醫學大學醫學科學博士
- 中國醫藥大學

經歷
- 國泰綜合醫院婦產科主治醫師
- 輔仁大學醫學系專任教授
- 臺北醫學大學兼任副教授
- 國泰醫院婦產科住院醫師
- 國泰醫院婦產科主治醫師
- 美國杜克大學醫學中心婦癌研究員

吳 姿 宜　醫師

臺北市立萬芳醫院婦產部副主任
暨婦癌科主任

專長
婦科癌症、婦科腫瘤手術、婦科微創手術（陰
道鏡、子宮鏡、腹腔鏡、達文西機器手臂手
術）、化學／標靶治療、生物標記研究

學歷
- 長庚大學生物醫學研究所博士
- 高雄醫學大學

經歷
- 萬芳醫院婦產部副主任
- 萬芳醫院婦產部婦癌科主任
- 臺北醫學大學醫學系助理教授
- 林口長庚醫院婦產部婦癌科主治醫師
- 長庚大學醫學系助理教授
- 林口長庚醫院住院／總住院／研究員醫師
- 臺灣諾華癌症事業部醫藥顧問
- 國家衛生研究院婦癌臨床診療指引編撰小組委員

余 慕 賢 醫師

三軍總醫院婦產部主任

專長
婦癌手術及化療、一般婦科及產科

學歷
* 國防醫學院醫學科學研究所博士
* 國防醫學院醫學系
* 美國奧勒岡州健康大學醫院婦癌科進修

經歷
* 三軍總醫院婦產部部主任
* 國防醫學院婦產學科教授
* 三軍總醫院教學副院長
* 臺灣婦產科醫學會理事
* 中華民國婦癌醫學會常務理事長
* 臺灣婦癌醫學會常務理事
* 臺灣婦科醫學會理事

黃 于 芳 醫師

成大醫院婦產部醫師兼臨床副教授

專長
婦科腫瘤、腹腔鏡、子宮鏡、
骨盆鬆弛疾病暨尿失禁手術、
達文西機器手臂手術

學歷
* 高雄醫學大學醫學系

經歷
* 成大醫學院婦產學科臨床副教授
* 成大醫院婦產部主治醫師
* 臺灣婦癌醫學會專科醫師

陳 駿 逸 醫師

臺中市全方位 癌症關懷協會理事長

專長
癌症精準醫療、化學治療、免疫治療、
標靶治療、癌症治療第 2 意見諮詢、
癌症營養諮詢及治療、
癌症治療及癌因性疲憊症副作用處理及預防、
癌症治療後之追蹤與康復、防癌與基因遺傳諮詢、
中西整合癌症治療、安寧療護、
中醫體質調養、針灸治療

學歷
* 中國醫藥大學中醫學系（中西醫雙主修）
* 中國醫藥大學中國醫學研究所碩士

經歷
* 臺北榮民總醫院內科部血液腫瘤科總醫師
* 國家衛生研究院癌症研究組研究醫師
* 國衛院腫瘤內科專科醫師訓練計畫第 9 屆結業
* 臺北醫學大學附設醫院血液腫瘤科主治醫師
* 臺中童綜合醫院內科部血液腫瘤科主任
* 彰化秀傳紀念醫院中西醫結合癌症治療團隊
* 臺北市立聯合醫院林森中醫院區癌症治療團隊
* 衛生福利部臺中醫院血液腫瘤科主治醫師
* 癌症專業網站話聊俱樂部（cancerfree.
  medicalmap.tw）創辦人

女性必備的
婦癌防治常識書

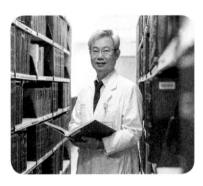

葉 聯 舜
醫師

臺灣婦癌醫學會理事長
中國醫藥大學附設醫院婦科主任

專長
婦癌手術、化學治療、各種婦科腫瘤治療、
婦科內視鏡微創手術、達文西機器手臂手術

學歷
- 中國醫藥學院醫學系
- 中國醫藥學院醫學研究所碩士

經歷
- 臺灣婦癌醫學會理事長
- 臺灣更年期醫學會理事長
- 中國醫藥大學醫學院臨床副教授
- 中國醫藥大學附設醫院婦產部主任
- 美國史丹佛大學醫學中心婦癌研究員

婦女抗癌致勝的第一步：一定要找對「婦癌專科醫師」！臺灣的婦癌防治與醫療，近幾年已有重大突破，原本是臺灣婦女生命第一大威脅的子宮頸癌，在醫界和政府數十年的大力推廣子宮頸抹片篩檢，以及治療技術不斷進步下，在最近公布的 2016 年國人癌症死亡率排行中，已經不在 10 大之列，防治可謂非常成功。

　　不過，隨著國人高齡化、女性晚婚或不婚趨勢，以及不生育或少生育現象的普及，隨之而來的，是卵巢癌和子宮內膜癌的發生率不斷攀升，卵巢癌甚至已經列入國人癌症 10 大死因排名，在對抗婦癌的路上，又出現新的挑戰！

醫療科技更精進　　及早發現是存活關鍵

　　近年來，國際和臺灣的醫療技術大幅躍進，除了出現許多更先進的診斷工具，讓我們得以檢測是否感染高風險性的人類乳突狀病毒（HPV），或者 DNA（基因）是否帶有易罹患癌症的基因等；還有更進步的超音波，可以檢測子宮內膜是否變厚，而彩色超音波則可檢測卵巢腫瘤是否有異常血流；以及更多、更精準的腫瘤指標等，這些進步的技術，對於及早診斷出女性的許多癌症有莫大的幫助。

　　除了診斷工具外，相關的手術醫療技術也大有進展，包括微創手術、達文西機器手臂手術等的運用，讓開刀手術得以更精準、更精緻；除此之外，許多更好、更新的化學藥物亦陸續開發；而放射治療也有新的突破，例如質子或是中粒子治療儀，可以在放射治療時更精準殺死癌細胞，同時減少對正常細胞的傷害。

再加上精準醫學，可以藉由各種個人化的檢測，依照個人的基因型態，癌症細胞基因表現，為患者找到更有效的標靶藥物；只要民眾能及早就醫，就可以早期診斷、得到有效治療，這些新的進步，在在大幅提高病患的治療率和存活率，讓癌症不再是過去認為的「絕症」。

不過，光有這些進步，若是民眾不主動進行檢測、及早發現癌症，都是枉然。因此我們希望藉由這第一本介紹臺灣婦癌的專書，讓婦女了解及早就醫的重要性。

50 歲以上罹癌風險升高　務必提高警覺

臺灣婦癌平均好發年齡約在 50 歲出頭；前 3 大婦癌中，卵巢癌是 52 歲、子宮內膜癌是 55 歲，子宮頸癌是 56 歲；而這個年齡層，剛好是女性邁入停經期的階段，所以經常會把不正常出血的癌症前兆，誤以為是亂經；甚至把停經後又出血，自以為是「回春」而輕忽，失去及早診斷及治療的機會。女性們到了 50 歲以後，一定要特別注意。

婦女生殖器官癌症和多數癌症一樣的是，初期沒有明顯症狀。幸好子宮頸癌因為有有效的抹片篩檢，而且醫師肉眼就可以直接檢查到病灶，有利於早期診斷。但是子宮內膜癌和卵巢癌不同，它們在體內深處，至目前尚無公認有效的篩檢方法。除了一部分的子宮內膜癌，可能因為經血異常或停經後出血就醫，可以被檢出以外，卵巢癌或其他婦癌，都必須倚靠婦女本身提高警覺。一旦發現異狀，就應及早就醫檢查，才能及早發現。而本書各章，針對威脅國內婦女的各種婦癌做了詳細的介紹，更提示了各種罹病徵兆，希望能提供婦女自我察覺、及早就診的參考。

以本書第 1 章子宮頸癌來說，它曾是國內婦女發生率高，且致死率最高的癌症。但目前已經得到成功的防治，無論是發生率或致死率都明顯下降，這也是數十年來，各界大力推廣子宮頸抹片檢查，將篩檢率從 10 年前的不到 1 成、3 成，慢慢普及到目前的 5 成以上。加上治療技術的進步，以及子宮頸癌疫苗的推廣等，才獲得今日這樣的好成績；然而，事實上我國的抹片檢查率還是遠低於歐美，仍有很大的進步空間。

而卵巢癌（第 2 章）則沒有明顯的婦科症狀，反而是以腸胃現象為主要症狀，所以提醒更年期前後的婦女，如果有腸胃症狀卻查無腸胃疾病，一定要考慮到卵巢癌的可能。無論是子宮頸癌、卵巢癌或是子宮內膜癌，這 3 大婦女生殖癌，在症狀上都沒有共同的特性，但是內膜癌和卵巢癌常見和肥胖有關，所以也提醒女性朋友，要避免罹癌，就最好要維持良好的體態，控制好體重。

非常可惜的是，臺灣衛生福利部國民健康署提供民眾很多免費的癌症篩檢項目，包括子宮頸抹片檢查、大腸癌糞便潛血篩檢、乳癌檢查等，但是民眾仍普遍有「我不會那麼倒楣」的僥倖心態，不是不參與篩檢，就是忽略許多癌症的徵兆，無視於身體發出的警告，以致往往到了不得不就醫之時，才發現已是癌症晚期。

在此，我們建議民眾，一定要善用各種免費篩檢，以及提高自我警覺。再怎麼忙，都務必撥空進行檢查，及早發現，便會有更好的結果。

找婦癌專科醫師　確保正確診治

　　此外，不幸罹患婦癌的朋友們也要注意：治療婦癌要達到最好成效，一定要找有證照的婦癌專科醫師。在我著手寫本文的這天，適逢一位病患去世，該患者為子宮肌瘤經血過多導致貧血，困擾多年，因聽說停經後，症狀便會自然解除，一直不想開刀，經歷了一段時間的亂經，也終於在 48 歲時被診斷停經了。未料 1 年後又出血，反覆出血 2、3 個月，造成嚴重貧血，經藥物治療無效，醫師認為應該是子宮肌瘤所引起，因此直接安排腹腔鏡手術切除子宮。但是手術後，病理檢查報告發現是子宮內膜癌，而且有癌症殘留，於是轉到本院就醫。再次開刀時，發現癌症已擴散到腹腔、骨盆腔和淋巴結。雖然把腫瘤盡量切除乾淨，並追加放射治療和化學治療，但努力抗癌 2 年後，仍不幸去世。

　　以這個病例來說，一開始停經後出血，若有嚴謹的檢查，手術前就可知有癌症的病變，從而避免不適當的手術。由婦癌專科醫師診治，依循婦癌治療常規，提供詳細的檢查和最好的治療計畫，診治結果，預後更佳。

　　在臺灣，婦產專科醫師須經過婦癌醫學會認可 2 年的專科訓練，後續還要再繼續研究，才能參加婦癌專科醫師考試，取得婦癌專科醫師的證照。因此，在面臨各種可疑症狀時，婦癌專科醫師更有相關經驗，會考慮到各種疑似的癌症，在治療上才能有更完善的準備和預測預後狀況，讓患者從診斷到治療，都能得到更完善的照顧。

　　臺灣癌症治療之所以有長足的進步，在制度面上的努力，也是原因之一。全國各醫院都必須參與由衛生福利部推動的醫院評鑑，以不斷提升各醫院的治療品質指標水平。在有關癌症治療方面，亦須符合由國家衛生研

究院制定的規範，包括院方要有癌症診斷品質提升方案；對各種癌症的治療，要有全盤計畫；診斷的方法，要有標準作業流程；臨床治療必須依照醫界達成共識的治療指引；此外，還要有跨團隊的治療及預防追蹤等癌症品質指標計畫。

但是在婦癌的治療方面，卻尚未要求應由婦癌專科醫師負責診治，則是一項缺憾。因此，提醒婦女要提高警覺，懷疑有婦癌可能時，一定要向有婦癌專科醫師的醫療團隊或醫療院所尋求治療。

讓本書成為女性朋友的防癌指南

根據國內的公共衛生統計資料顯示，目前婦女罹患生殖癌中，每 10 萬人只有 42.87 人，看起來似乎進步很多，但這是已經把子宮頸原位癌剔除的資料，如果包含子宮頸原位癌人數，每 10 萬人中罹患婦女生殖癌的比率，就增加到 69.4 人，而且實際上，這個發生率是在持續增加的。

希望本書的出版，能提供婦女作為殷鑑，若能繼續提高子宮頸抹片檢查率、子宮頸癌疫苗接種率，便有助於降低子宮頸癌或是外陰癌的發生率。而婦女在閱讀過本書，了解各種婦癌的徵兆後，應更懂得提高警覺，及早預防和就醫診治，希望本書在婦癌的防治上，可以成為女性朋友們的一大助力。

第 1 章
子宮頸癌
Cervical cancer
—— 及早發現治癒率 100% ——

子宮頸癌防治10多年來，已經起了革命性變化。

除了子宮頸抹片檢查普及率提高之外，

子宮頸癌疫苗的防護力也已達70%～90%以上；

尤其政府推出的新政策，

將讓全國國中1年級女生全面施打子宮頸癌疫苗，

子宮頸癌對全國婦女健康的威脅「out」，指日可待。

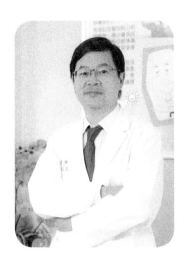

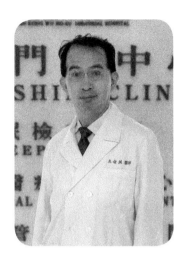

張 志 隆
醫師

馬偕醫院婦產部婦科癌症學科主任

朱 俊 誠
醫師

新光吳火獅紀念醫院婦產科主治醫師

專長
婦科癌症、婦科腫瘤手術、婦科微創手術、
化學治療

學歷
* 臺北醫學大學醫學系
* 英國劍橋大學癌症生物學博士
* 美國約翰霍普金斯大學醫學院博士後研究

經歷
* 馬偕醫學院醫學系副教授
* 馬偕紀念醫院婦產部資深主治醫師
* 臺灣婦癌醫學會理事
* 臺灣婦癌醫學會秘書長
* 國家衛生研究院婦癌專科醫師

專長
婦科腫瘤手術、婦科癌症、腹腔鏡手術

學歷
* 臺灣大學醫學系

經歷
* 東京國立癌症中心臨床研究員
* 輔仁大學醫學系臨床講師

　　一位 18 歲的女學生，因為分泌物的味道有點奇怪而前來求診。馬偕醫院婦產部婦科癌症學科主任張志隆在內診後發現異常，女學生也表示，和男友性愛時曾有異常出血；經進一步切片檢查，發現女學生罹患的是早期子宮頸癌。

　　這位女學生有性經驗的時間約 3、4 年，性伴侶並沒有很多，但，不像一般感染病毒多年後才會形成病變，張志隆醫師說，近年來有部分患者感染病毒後，很快就進展成癌症，這位女學生就是一例。

　　一旦形成子宮頸癌，一般標準治療方法就是切除子宮。但是因為患者很年輕，又未完成生育的需求，因此與患者家長討論後，選擇切除子宮頸，保留子宮的保守性治療，幫助她保留生育功能。但是這種作法未來復發的風險仍高，除非不得已，對已完成生育需求的患者，建議最好進行根除式子宮切除的完整治療比較安全。

　　另一位 28 歲的患者，診斷出來腫瘤接近 4 公分，已超出採取保守治

療的建議範圍。但是患者也因為未婚堅持不願切除子宮，張志隆醫師只能告知，如果不切除子宮，未來復發機率極高。在先讓患者了解高風險及後果後，把腫瘤縮小後，再進行保守治療，保留子宮。

　　雖然迫於病患要求，醫師無法進行標準治療，風險較高，但這也是近年來臺灣子宮頸癌患者年輕化趨勢下，越來越常見的問題。

　　一位 60 多歲的患者，從沒有做過抹片檢查，之前因為水腫，在南部醫院檢查，醫院發現病因是婦科腫瘤壓迫到輸尿管，切片檢查評估是第 3 期子宮頸癌。她的子女不想告訴媽媽實情，拿著切片報告先來臺北馬偕醫院再做檢查，發現已經轉移到頸部淋巴，屬於第 4 期病程。

　　還有一位 89 歲的阿嬤，子孫發現她有異常出血，帶她來檢查，這位阿嬤也從來沒做過抹片及婦科檢查，現在失智了更連自己為什麼來醫院都不知道。檢查發現是早期的第 2 期子宮頸癌，因為評估她的年齡以及腫瘤發展狀況很慢，因此採取非手術治療。

　　子宮頸位於子宮的下半部，約占整個子宮的 1/3，長約 3 到 4 公分，寬約 2.5 公分。子宮頸可分為兩部分：子宮頸的上 2/3 為內頸部，為柱狀上皮（Columnar epithelium）細胞；下 1/3 為外頸部，為扁平狀的鱗狀上皮（Squamous epithelium）細胞。兩種上皮細胞的接合處，有一段細胞的過渡變化區，稱為轉移帶（Transformation zone，或稱過渡區或移形帶），這裡的細胞快速分裂，因此容易產生病變，是子宮頸癌的好發地帶，發生在此部位的癌病變，通常為鱗狀細胞癌。

　　另外一種為子宮頸腺癌，腺癌的位置發生在子宮頸內側，為子宮裡面的腺體細胞產生病變。由於在子宮頸抹片時不易檢查出來，因此約占子宮頸癌確診病例的 2 成。子宮頸腺癌以前非常少見，自從子宮頸癌抹片檢查率提高，大多數的鱗狀上皮細胞癌，在癌前病變階段就能被發現後，相對的，腺癌的比例就提高了。

30 多年來發生率遽降

　　臺灣女性癌症 10 大死因的排名，1997 年還高居榜首的子宮頸癌，戲劇性地退到 2015 年的第 7 名。究其原因，主要是子宮頸抹片檢查的進步和普及。張志隆醫師說，子宮頸癌在 20、30 年前算是最常見的婦癌，醫

原位癌（Carcinoma in situ）

即零期癌症，指其病變只局限在表層細胞，並未擴散、侵襲到深部組織或其他組織、器官，故又稱非侵襲癌；侵襲癌則指已開始擴散，進入 4 期癌症病灶階段。

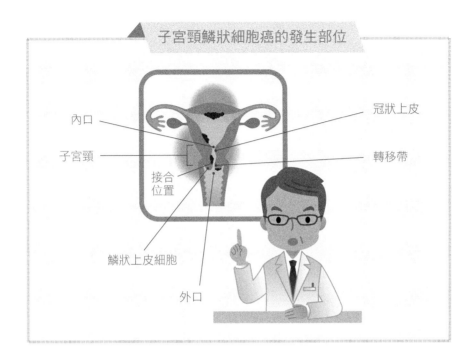

子宮頸鱗狀細胞癌的發生部位

內口

子宮頸

接合
位置

鱗狀上皮細胞

外口

冠狀上皮

轉移帶

院婦產科每天要開好幾檯子宮頸癌的手術；可是現在醫院較少開子宮頸癌
手術了，因為臺灣自 1995 年起，開始提供婦女「6 分鐘護一生」的子宮頸
抹片檢查，推廣成效很大，只要有做抹片檢查，多數婦女在子宮頸癌前病
變或是子宮頸原位癌階段，就會被「抓」出來，避免進一步形成癌症。

而以子宮頸癌的發生率來看，臺灣在 1981 年時，每 10 萬女性人口有
35 人以上；根據最新統計[1]，到 2013 年已遽降到約 9.5 人。在女性癌症發
生率排名中，同樣從 1995 年的第 1 位降到第 7 位。

張志隆醫師表示，這並不是因為臺灣婦女感染子宮頸癌病毒大幅減少，
而是因為子宮頸抹片的普及，使得我們能及早找出病變患者並予以治療，

[1] 國情統計通報（第 150 號），行政院主計總處綜合統計處發布於 2016 年 8 月 11 日。

這是非常有意義的。在 1981 到 1995 年間,臺灣子宮頸癌發生年齡的高峰還是在 40 幾歲到 60 多歲之間;自 1995 年推動抹片檢查開始,到了 2010年,最高峰的年齡層已經延到幾乎沒做過抹片檢查的 85 歲以上女性。張志隆和新光醫院婦產科主治醫師朱俊誠都認為,由於子宮頸癌疫苗在臺灣已日益推廣普及,相信再過幾年,一定可以看見更顯著的預防成效。

子宮頸病變及癌症發生年輕化

張志隆醫師說,目前全臺發生子宮頸癌及癌前病變的病例加總,每年都在 5 千例上下。子宮頸癌患者近年有兩極化的現象,會拖延變成子宮頸癌的婦女,通常是不做抹片檢查的年長女性,或是年紀較輕,還未達到政府補助免費抹片篩檢的 30 歲,以致往往一診斷出來,都已經是子宮頸癌。

子宮頸癌的成因
95%來自人類乳突病毒(HPV)

目前已經知道感染人類乳突病毒(Human papillomavirus,HPV)是造成子宮頸癌最主要的原因,約有 99%的子宮頸癌和人類乳突病毒有關。目前已發現的人類乳突病毒型超過 100 多種,其中約有 40 種病毒型會感染人類的肛門和生殖區的皮膚及黏膜,而有 17 種可能和子宮頸癌有關,尤其以第 16、18 型和第 58 型致病性較強。

第 16 型感染最容易引起鱗狀細胞癌,第 18 型的慢性感染較易形成腺癌,這兩種病毒涵括了近 6 成 5 的子宮頸癌病例,朱俊誠醫師說,另外還有第 31 型、第 33 型、第 45 型、第 52 型及第 58 型,臺灣的子宮頸癌除了和第 16 型及第 18 型有關以外,33 型、52 型和 58 型也很常見。

　　而在子宮頸癌疫苗中，還有第 6 型和第 11 型病毒，此兩種病毒雖然屬於低危險的人類乳突病毒，卻會引起俗稱菜花的尖端濕疣，造成生殖器上不停孳生贅狀物，不僅會擴散及傳染他人，久之也會引起糜爛、甚至嚴重病變。

感染後僅 1% 可能發展為子宮頸癌

　　性行為是感染 HPV 最主要的方式，例如性交時有時會使子宮頸表皮破損，因男性的陰莖常有 HPV 存留，因而傳染給女性。但是在溫泉、三溫暖或是公共廁所被有感染過病毒者摸過的門把，甚至是公用電腦的鍵盤或滑鼠，也都被認為可能造成傳染。

　　然而，感染病毒並不表示絕對會致癌，約有 70% 到 90% 的人，感染病毒後 1 年內會透過「自清」的作用而清除掉病毒，其中只有 1% 的人可能會發展成子宮頸癌。

　　朱俊誠醫師說，在輕度的癌前病變患者中，約有 6 成的患者可能自癒，所以對於一般輕度癌前病變的患者，通常僅需要於 3 到 6 個月期間進行一次抹片檢查追蹤，經兩次抹片報告正常後，才可確定病變是否解除。

子宮頸癌的高危險群

　　和其他性病的年齡相似，女性感染 HPV 的年齡，以青壯年階段最多。至於感染與否，可能牽涉到以下許多因素：抽菸、生育數、自體免疫力、各種性病、慢性發炎、長期使用避孕藥等因素，促使 HPV 常存在子宮頸，進而增加子宮頸癌的機會。而高危險群包括以下 3 類：

太早有性行為或有多位性伴侶

患者在持續感染病毒後，一般人通常要 10 年以上才會發展成侵襲性癌症，不過據分析顯示，多數子宮頸病變的患者，還是和太早有性行為、性伴侶數較多，或是性伴侶的性伴侶人數多有關。

一般所說的子宮頸癌，指的是「鱗狀上皮癌」，女性在青少年及年輕時期，子宮頸口的鱗狀上皮轉移帶分布在靠子宮頸外側處（醫師慣稱為「外翻」），而這個鱗狀上皮轉移帶，會隨著年齡、生育子女數的增加，漸往子宮內部移動；可想而之，如果這個轉移帶分布越靠外側，直接受到 HPV 感染的機率就越高，這也是越早有性行為的女性，發生子宮頸癌的機率也越高的原因。

由於民眾初次性行為的年齡提早，而「年輕女性因為免疫力單純，抵抗力較弱，所以太早有性行為，受到人類乳突病毒攻擊時，比熟女更容易發生癌病變。」張志隆醫師解釋。多種性伴侶關係，也會使得感染人類乳突病毒的機率升高。雖然許多人終其一生只有一位性伴侶，但是很不幸就從性伴侶身上感染到病毒，然後又不幸自己的免疫力較差，導致感染病毒後無法自行修復而發病。

吸菸者罹患風險增加 1 倍

「吸菸會增加子宮頸癌的風險？」大家可能覺得奇怪，吸菸應該跟肺癌或是心血管疾病有關，為什麼吸菸也會影響子宮頸？張志隆醫師表示，菸本身有許多致癌物，會讓 DNA 容易受損進而發生突變。

研究顯示，如果沒有感染人類乳突病毒，吸菸者發生子宮頸癌的風險，

是沒有吸菸者的 2 倍；如果沒有吸菸但是感染 HPV，發生子宮頸癌的風險是一般人的 15 倍；如果感染 HPV 又有吸菸，發生子宮頸癌的風險則是一般人的 66 倍。張志隆醫師說，根據馬偕醫院做過的公衛調查發現，婦女煮飯的時間和程度也有關係，女性煮飯的次數越多，吸入油煙的量更多，和子宮頸癌的發生也有相關性。

自體免疫不足易導致持續性感染

張志隆醫師說，臨床上已經發現，有愛滋病或是患有自體免疫疾病、換器官等服用抗免疫藥物的患者，或是洗腎等免疫功能較差的患者，也比較容易罹患子宮頸癌。其實女性終其一生，有 9 成以上的機率會接觸到各種人類乳突病毒，但是多數人都有足夠免疫力將病毒從體內清除，因此大多是短暫感染。

短暫感染 HPV，通常對人體無害，只有持續性感染才會使細胞產生病變，如果清除病毒的免疫能力有問題，就可能發生持續性感染。張志隆醫師表示，大概只有不到 1 成的女性可能有持續性感染的現象，這些人比較容易發生病變。

但這並不表示所有發生持續性感染者，都會發展成侵襲癌，因此其實也不必過度擔心。張志隆醫師補充，因為情緒壓力也會增加子宮頸病變的危險，而且有病毒感染並不代表一定會演變成癌症，如果免疫能力正常，一般的感染約有 7 成可在 1 年內自行清除掉，而有 9 成的人 3 年內可自行清除病毒，所以只要持續定期進行抹片檢查都是正常的，一般就可以安心生活。

張志隆醫師說，因為子宮頸癌前病變要變成子宮頸癌，通常要約 10 年的時間，臺灣的抹片篩檢系統已經做得很好，近年來已經成功使子宮頸癌病例大幅下降 4 成，「所以如果沒有『抓』到真的是不應該！」若婦女都有進行子宮頸抹片篩檢，絕對可以早期被發現。

多久算持續感染？

病毒感染多久稱為「持續性感染」？張志隆醫師說，一般如果第 1 次檢查出某種病毒，未來半年到 1 年後再檢查出該病毒感染，即稱為持續性感染。另外，據副總統陳建仁曾做過的研究指出，如果進行 2 年追蹤檢查都是同樣的病毒感染，未來發生子宮頸癌的機率就會大增。

第 2 節　症狀及診斷

「不要等到有症狀才來（看診）啊！」張志隆醫師憂心地説，很多人都以為發現有症狀時再來看應該來得及，但是當婦女發現有症狀時，通常代表子宮頸癌病變已經很嚴重了。

子宮頸癌的初期都沒有什麼症狀，尤其在癌前病變階段可能毫無異狀，必須靠陰道抹片篩檢或陰道鏡檢查，甚至組織切片檢查才能發現。等到有惡臭的分泌物、腳腫脹、不正常的陰道出血（包括非經期出血、性交出血、更年期後的陰道出血）等症狀時，通常都已經是侵犯性癌症了；一旦出現這些症狀，就應該立刻到醫院檢查。

分泌物異常 就要提高警覺

張志隆醫師説，在子宮頸癌比較早期時，患者可能感覺分泌物「跟平常不一樣」，就應該提高警覺。但大家可能都以為分泌物顏色怪怪的、臭臭的才是異常；其實用分泌物來看，只是醫師讓婦女能自行分辨是否有陰道感染的簡易方法，事實上，某些子宮頸癌也可能是以清澈無色無味的水狀分泌物表現，所以不能單靠分泌物的味道或顏色來辨識。

朱俊誠醫師指出，發生性交出血情況時，通常表示已經罹患子宮頸癌。因為癌細胞需要很多血流來供應營養，所以在子宮頸病變的地方，會有很多血管分布；但因為這些血管並非正常的血管，所以很容易在性交時出血。

另外，如果感覺身體哪裡水腫、腫脹、有壓迫感、便祕或頻尿等現象，則通常是腫瘤長得太大、造成壓迫所引起的症狀，所以千萬不要只等出現症狀才就醫。

抹片檢查及病毒篩檢

一般來說，如果子宮頸細胞是正常的，即使當下發生感染，由於人類乳突病毒的破壞需要很多年，所以通常 3 年內不致發展成嚴重病況。同時因為有研究發現，傳統抹片檢查可能有 20% 到 30% 的偽陰性（即有異常卻沒呈現出來），所以應連續檢查 3 年，以降低抹片檢查失誤的風險。

根據美國上述的經驗，醫界本來建議，如果婦女連續 3 年的子宮頸抹片檢查都是正常的，以後只要每 3 年檢查一次即可。

然而，後來因為有了更多的證據發現，朱俊誠醫師說，某些類型的人類乳突病毒才是子宮頸癌的高風險病毒，所以美國現在的建議是：30 歲以上婦女可以同時做抹片和病毒篩檢，如果抹片和病毒篩檢都是正常的，以後每 3 到 5 年做一次抹片檢查即可；但若是檢查出高風險病毒而抹片是正常的，則建議第 2 年再做一次抹片檢查；如果病毒篩檢和抹片檢查都呈現異常，則應進一步進行陰道鏡檢查（參見下一節）。

首度發表於 1943 年的子宮頸抹片（Pap smear）技術，屬於生殖道細胞學的診斷，隨著採檢子宮頸細胞的進步，一次抹片的診斷率[2]高達 8 成以上，可以說是世界上最能有效降低死亡率的一種檢查方式。

因為 9 成的子宮頸癌都會有癌前病變，即子宮頸的上皮組織出現異常增生，通常發生癌前病變連續 3 到 10 年以上，才可能發展成侵襲性癌，只要在這之前進行抹片檢查，就有很高的機會在它惡化前找出來。

---

[2] 診斷率（Diagnostic rate）是指從醫學角度，對人們的精神和體質狀態作出正確判斷的機率。

抹片檢查如何進行

　　子宮頸抹片檢查要使用兩種工具，一是木製抹具，二是子宮頸刷。婦女進行檢查時需躺在內診檯，醫師先用俗稱「鴨嘴」的擴張器打開陰道並看到子宮頸後，首先用抹具在外子宮頸旋轉刮取細胞，而內子宮頸則用子宮頸刷採檢細胞，並將這些檢體塗在玻片上，以 95％的酒精保存固定後送到病理科化驗。病理科經過染色後，透過顯微鏡檢查可以發現有無可疑的細胞病變。

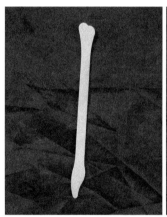 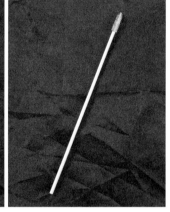

木製抹具　　　　　　　　　　子宮頸刷

這個時候不適合接受抹片檢查

● 進行抹片檢查前，女性應避免使用陰道藥物塞劑、避免盆浴或沖洗陰道。

● 要過了生理期以後才能接受抹片檢查，否則月經出血可能影響檢測判讀。

● 抹片檢查前一天要避免性行為。

● 有子宮頸急性發炎症狀時，應先治療後再做抹片檢查。

● 剛做過子宮頸的手術治療後（如冷凍治療、電燒、切片、圓錐切除、雷射治療或切片、高頻電刀切割等），也不宜進行抹片檢查。

另外一種「薄層子宮頸抹片」技術，則是將檢體保存在保存液中，可使檢體細胞保留得更完整。然後去掉黏液、碎片等雜質，再利用自動化儀器做成單層細胞抹片，因為抹片更均勻清晰，可以提高判讀效力。

抹片檢查的 3 種結果

子宮頸抹片檢查後約 2 到 3 星期可以看到報告，報告結果有 3 種，一是正常、二是有感染，三則是病變異常。

- 若抹片結果正常：次年再接受抹片檢查即可；若連續 3 年正常，詢問醫師後，可 3 年後再檢查一次。

- 若報告結果是感染：可能是發炎或是黴菌感染、陰道滴蟲感染或是荷爾蒙缺乏等引起發炎，應回診請醫師檢查並正確用藥，半年後再做一次抹片檢查。

子宮頸抹片檢查

1　醫師使用「鴨嘴」確認子宮頸
2　用抹具在外子宮頸旋轉刮取鱗狀及柱狀上皮交界處之細胞；用子宮頸刷採檢內子宮頸細胞
3　將檢體均勻塗在玻片上
4　以 95%的酒精固定至少 20 ～ 30 分鐘後進行染色保存再送檢

● 若結果是「病變異常」：應回診由婦女癌症專科醫師進一步進行陰道鏡及切片檢查。

陰道鏡檢查 準確率達 95%

　　朱俊誠醫師表示，子宮頸癌的特點是發展出很多的血管以供應癌細胞營養，所以子宮頸發生病變時，以陰道內診即可發現病灶處出現如草莓表面般的標點圖形、血管網，或是表面糜爛。而使用陰道鏡，可以放大患處，細胞病變幾乎無所遁形；以抹片檢查合併陰道鏡檢查，準確率可達 9 成 5 以上。

　　很多女性聽到「陰道內診」常覺得很恐怖，要在別人面前寬衣解帶，也覺得很害羞。其實當妳躺在內診檯上，護士大多會幫妳蓋上被巾，醫師只會看到用鴨嘴固定的陰部局部，而且有護士陪伴，不需要覺得害羞。而做子宮頸抹片，或是在陰道鏡下檢查子宮頸時，因為這個部位的疼痛神經較少，通常並不會痛，所以也不需要麻醉。

　　醫師會先用濃度 3% 到 5% 的醋酸液抹在陰道及子宮頸，以清除黏液並加以染色，讓檢查時可以觀察得更清楚。而醋酸液在子宮頸停留時間只有 1、2 分鐘左右，所以也不用擔心會破壞陰道酸鹼值。

癌前病變 3 個分級

利用陰道鏡進行子宮頸切片檢查，即可檢查細胞是否有分化不良[3]的狀況，依照分化不良的上皮細胞厚度，則可決定「癌前病變」（Cervical intraepithelial neoplasia，CIN）的分級，CIN 可分為 3 級。

子宮頸癌前病變 還來得及搶救

倘若檢查子宮頸只是發炎或是輕度癌前病變，一般只要 3 到 6 個月後再回醫院做一次抹片，追蹤到 2 次抹片結果正常，就可以再回復到每年檢查 1 次。但即使是表皮細胞都被病變細胞占滿了，也還不算是癌症，搶救都來得及！

一旦形成癌症，子宮頸癌的標準治療便是切除全子宮，但是癌前病變就不同；張志隆醫師解釋，輕度 CIN I 的患者，60%以上、甚至有 8、9 成可能會自癒，真正會演變到侵襲癌的機率，只有近 1%左右，所以一般不建議過度治療，只需要抹片追蹤就好。

子宮頸癌前病變分級

分級	病變程度	病灶
CIN I	輕微分化不良	病變細胞從最底層長到表皮（上皮）的 1/3 厚
CIN II	中度分化不良	病變細胞從最底層長到表皮的 2/3 厚
CIN III	重度分化不良及原位癌	病變細胞從最底層長到超過表皮的 2/3 厚 原位癌可能整層表皮細胞都被病變細胞長滿

[3] 分化不良（Dysplasia）是指細胞在顯微鏡下看起來異常，但並未侵入周圍正常的組織。

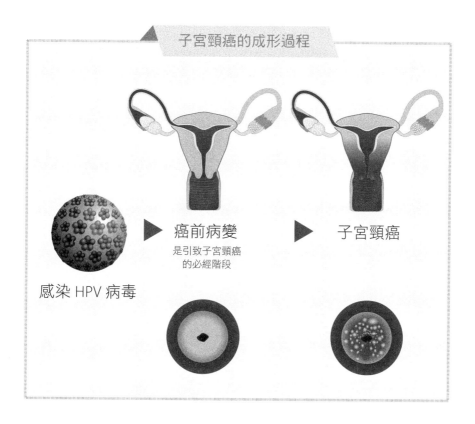

子宮頸癌的成形過程

感染 HPV 病毒　▶　癌前病變
是引致子宮頸癌
的必經階段
▶　子宮頸癌

子宮頸癌的分期

　　一般的婦科生殖癌多半是以手術分期，而子宮頸癌分期則是臨床評估的「臨床分期」，這是在 1994 年由國際婦產科聯盟（International Federation of Gynecology and Obstetrics，FIGO）所建議。主要是須綜合陰道鏡內診骨盆腔檢查、子宮頸切片或錐狀手術標本的病理檢查、肛診、直腸鏡、大腸鏡、膀胱鏡、胸部 X 光檢查、靜脈注射腎盂攝影等，才能分辨。另外電腦斷層掃描或核磁共振，甚至正子攝影，雖不在臨床分期的範圍，但可以幫助判定疾病的程度，通常是必要的檢查項目之一。

國際婦產科聯盟（FIGO）對子宮頸癌的建議分期

分期	病灶定義	5 年存活率
第零期	原位癌，指癌細胞仍局限在子宮頸上皮區內	接近 100%
第 I 期	病灶只局限在子宮頸部位	85 ～ 90%
I A 期	癌細胞穿過了基底膜而到了間質細胞表淺浸潤	
I A 1 期	寬度不超過 0.7 公分，子宮頸基質侵襲不超過基底膜下 0.3 公分，又稱顯微性侵犯	
I A 2 期	寬度不超過 0.7 公分，子宮頸基質侵襲為基底膜下 0.3 ～ 0.5 公分之間	
I B 期	範圍超過 IA2，癌細胞超過顯微性侵犯範圍，肉眼可看見，但癌細胞仍局限在子宮的部位	
I B 1 期	腫瘤 4 公分以內	
I B 2 期	腫瘤超過 4 公分以上	
第 II 期	病灶已侵犯到陰道的上 2/3 或是子宮旁的結締組織	
II A 期	癌細胞已延伸至陰道，但未侵犯到陰道的下 1/3	80%
II A 1 期	腫瘤 4 公分以內	
II A 2 期	腫瘤超過 4 公分以上	
II B 期	癌細胞已侵犯到子宮兩側旁組織，但尚未到達骨盆腔	60 ～ 70%
第 III 期	病灶已侵犯到陰道的下 1/3，或已經侵犯骨盆腔	
III A 期	癌細胞僅殃及陰道的下 1/3	45%
III B 期	癌細胞侵犯骨盆腔	30 ～ 36%
第 IV 期	病灶已侵犯直腸或膀胱，甚至轉移到其他器官	10 ～ 14%
IV A 期	已轉移到附近器官	
IV B 期	已轉移到遠處器官	

資料來源：國際婦產科聯盟（FIGO）　審訂：張志隆醫師

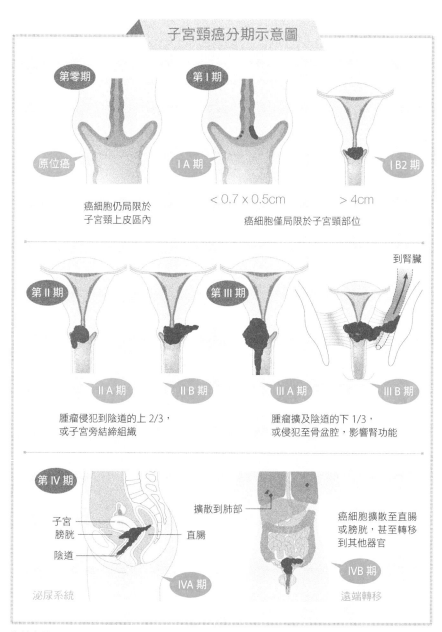

子宮頸癌分期示意圖

第零期

原位癌

癌細胞仍局限於
子宮頸上皮區內

第 I 期

I A 期

< 0.7 x 0.5cm

I B2 期

> 4cm

癌細胞僅局限於子宮頸部位

第 II 期

II A 期

II B 期

腫瘤侵犯到陰道的上 2/3，
或子宮旁結締組織

第 III 期

到腎臟

III A 期

III B 期

腫瘤擴及陰道的下 1/3，
或侵犯至骨盆腔，影響腎功能

第 IV 期

子宮
膀胱
陰道

直腸

泌尿系統

IVA 期

擴散到肺部

癌細胞擴散至直腸
或膀胱，甚至轉移
到其他器官

IVB 期

遠端轉移

資料來源：By Cancer Research UK

一個 21 歲女孩自覺分泌物變很多而到醫院檢查，診斷發現她患有子宮頸癌前病變。醫師建議她進行子宮頸大切片治療，但她因為已經決定去澳洲度假打工，所以忽略醫師的建議，如期出國去了。回國後，她還是覺得有異狀再來求診，沒想到 2 年間，癌前病變已經變成子宮頸癌。

張志隆醫師說，子宮頸癌前病變只需要做子宮頸錐狀切除，子宮可以被保留；但是一旦形成子宮頸癌，因為癌細胞的侵襲性很強，正規的治療就必須做完全切除子宮頸和子宮的「根除手術」；現在臨床上常遇到的問題是，患者很多是年輕未婚女性，就會面臨是要保留生育機會，還是要進行根除以預防復發的兩難抉擇。

因為一般子宮保留手術，是要把子宮頸切除，再把陰道和子宮直接連接起來。但是手術範圍越大，越會影響懷孕率，而切得越保守，復發率越高，因此治療時常會陷入天人交戰。

子宮頸錐狀切除示意

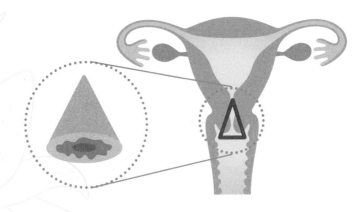

子宮頸癌的分期治療

　　子宮頸癌的治療包括手術、放射治療及化學治療，但因為子宮頸癌屬於局部性侵襲的腫瘤，主要以開刀和放射治療為主，化學治療為輔助。只有屬於早期的第 1 期及第 2A 期子宮頸癌可以手術切除，必要時再配合放射治療或化學治療；屬於中晚期的第 3 期及第 4 期則以放射治療為主，再配合化學治療，而第 4B 期的患者因為屬於末期，通常接受化學治療。

各期治療選擇

零期癌：

　　目前一般只做子宮頸錐狀切除（俗稱大切片）。

I-A 期：

　　通常是經過大切片病理分析，分成 I-A1 期和 I-A2 期來決定處理方式。張志隆醫師說，通常侵襲癌建議把子宮切除，同時旁邊還要預留安全範圍

神經保留手術

朱俊誠醫師表示，近幾年來在子宮頸癌治療上有 3 個很大的進步，第 1 項是子宮保留，第 2 項是採用微創技術，而第 3 項進步，即是神經保留技術。

子宮頸因為靠近骨盆底部，在做大範圍根除手術時，常會把骨盆的神經也一併切除，往往造成患者術後有大小便失禁、下肢水腫、便祕、性功能障礙等問題，相當困擾。

為了降低術後副作用，加上臨床發現進行神經保留術，並不會提高復發機率，因此近幾年醫師都會建議，在做子宮保留手術時，同步保留神經，讓患者術後生活品質因此改善很多。

（即擴大切除範圍）；但如果是有生育需求的年輕女性，I-A1 期可如同零期一樣處理，只切除病變部位，或是切除子宮頸，再連接子宮與陰道。

　　一般切得範圍越大，子宮頸變短，懷孕時就比較容易發生子宮閉鎖不全的問題；但為了安全起見，如果侵犯比較大，還是建議子宮頸完全切除。但是這種保守治療，通常只限於腫瘤小於 2 公分，而且沒有侵犯陰道的患者，若腫瘤較大則不建議。

I-A1 期：

1. 一般原位癌及 I-A1 期都會做筋膜外子宮全切除術。
2. 想保留生育能力，或不適合手術者，可以做子宮頸錐狀手術，配合密集追蹤。

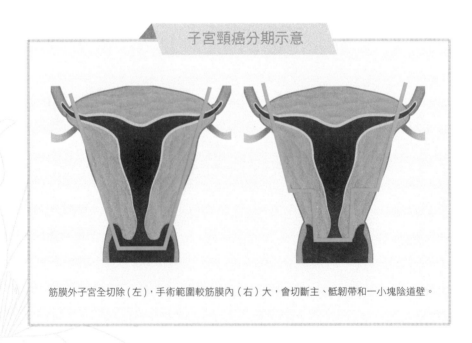

子宮頸癌分期示意

筋膜外子宮全切除（左），手術範圍較筋膜內（右）大，會切斷主、骶韌帶和一小塊陰道壁。

　　子宮全切除分筋膜內及筋膜外，子宮全切除要切斷子宮的 4 對韌帶，結紮而且離斷子宮的血管，完整切除子宮及子宮頸，把陰道斷端縫合好。

　　筋膜內手術可保留部分子宮頸組織，切除子宮頸病變的好發部位的鱗柱交界轉移帶，但是保留了骶、主韌帶，保持骨盆底完整性，子宮頸筋膜縫合後可形成假子宮頸，可加強骨盆底的支撐力，防止骨盆腔臟器脫垂，也可保持直腸、膀胱正常功能。

　　環切子宮的位置不是在陰道穹隆，而是在宮頸外口周圍，可保持陰道穹隆完整，不影響陰道長度，術後性生活不易疼痛，維持術後性生活品質。

　　然而，筋膜內子宮切除術施行困難，且不適用於惡性病變。筋膜外切除是為了更乾淨切除病灶，但子宮頸完全切除，術後骨盆底的支持功能可能會有影響。為了將病灶切除更完全，預防復發，可以配合神經保留手術，仍有助提高術後生活品質。

I-A2 期：

1. 較小範圍根除性子宮全切除手術（切除全子宮、輸卵管及卵巢雙附件、子宮旁韌帶和陰道 2 公分範圍），或廣泛性（切除全子宮、雙附件、子宮旁韌帶和陰道 3 到 5 公分範圍），或單純性子宮全切除術。經常同時進行骨盆腹腔淋巴結摘除術[4]，或合併主動脈旁淋巴結取樣手術。
2. 配合近接放射治療（Brachytherapy，即將放射源放在病灶局部進行放射治療）或併做骨盆放射線治療。
3. 想保留生育能力者，可做保守性手術，配合密集追蹤。

---

[4] 由於癌細胞常會經由淋巴擴散，故通常會於切除癌細胞部位同時，一併廓清可能已轉移的淋巴腺，同時可作為判斷癌症期別及後續治療的指標。

I-B1 期或 II-A 期（腫瘤 4 公分以下）：

1. 根除性子宮全切除術及骨盆淋巴結摘除術，或合併主動脈旁淋巴結取樣。
2. 骨盆放射線治療及近接治療。
3. 想保留生育能力者，可做保守性手術，配合密集追蹤。

I-B2 期或 II-A 期（腫瘤 4 公分以上）：

1. 骨盆放射治療及近接治療，同時合併含有順鉑藥物[5]的化學治療。
2. 根除性子宮全切除術及骨盆淋巴結摘除術，或合併主動脈旁淋巴結取樣術後病理分析危險因子，以採取進一步輔助治療。
3. 術前先採取輔助性化學治療，再進行根除性子宮全切除術及骨盆淋巴結摘除術，或合併主動脈旁淋巴結取樣；術後需進行病理分析危險因子，以採取進一步輔助治療。

II-B 期以上至 IV-A 期：

骨盆放射治療及近接治療，同時合併含有順鉑藥物的化療或再加上加強性輔助性化學治療[6]。

IV-B 期：

緩解性化學治療。

---

[5] 順鉑（Cisplatin，CDDP）是一種常用的含鉑抗癌藥物，可抑制癌細胞的 DNA 複製過程，使細胞凋亡。臨床以 3 週為一個療程，通常會造成噁心嘔吐、腎臟毒性等副作用。

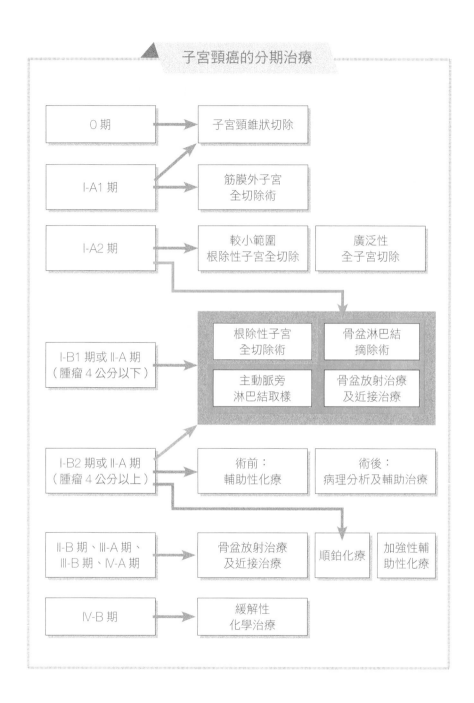

子宮頸癌的分期治療

0 期	→ 子宮頸錐狀切除
I-A1 期	→ 筋膜外子宮全切除術
I-A2 期	→ 較小範圍根除性子宮全切除　廣泛性全子宮切除
I-B1 期或 II-A 期（腫瘤 4 公分以下）	→ 根除性子宮全切除術　骨盆淋巴結摘除術　主動脈旁淋巴結取樣　骨盆放射治療及近接治療
I-B2 期或 II-A 期（腫瘤 4 公分以上）	→ 術前：輔助性化療　術後：病理分析及輔助治療
II-B 期、III-A 期、III-B 期、IV-A 期	→ 骨盆放射治療及近接治療　順鉑化療　加強性輔助性化療
IV-B 期	→ 緩解性化學治療

⑥ 輔助性化療的目的是加強已經做的局部治療，如手術切除或是放射線治療等，以減少局部或身體其他部位的
復發或轉移的機會。

手術治療

子宮頸錐狀切除手術

　　前面提到，由於輕度癌前病變（CIN I）只有不到 1% 會真正演變成侵襲癌，一般不用進行手術治療，但需定期追蹤。對於持續有 CIN 1 病變的患者有時可進行錐狀切除或其他破壞性治療。

　　但如果診斷為 CIN II（中度）、CIN III（重度），因為 CIN II 自癒率不到 5 成，CIN III 自癒率不到 4 成，而且 CIN II 有 5% 的機率會變成侵襲癌，CIN III 更高達 15%，所以一律都要做錐狀切片治療。

　　子宮頸錐狀切片手術的傷害性低，手術時只需要淺層麻醉，幾乎不流血，也不用縫合或拆線，手術時間只有 10 分鐘，很快就能「解決」。惟術後可能會有 2 到 4 週的出血，治療後須遵照醫師指示回門診追蹤，並且定期進行抹片檢查，復發率極低。

子宮頸切除後有什麼影響？

　　張志隆醫師表示，子宮頸切除後一般不會有什麼影響，手術後患者仍可有性生活，而且鼓勵規律正常性生活。此外，子宮頸癌手術中容易傷害子宮頸組織周邊的神經血管，而且越晚期因為要切除的範圍越大，可能會有便祕及排尿的問題，目前的手術盡量施行神經保留手術，可以增加未來的生活品質。

　　早期的子宮頸癌患者，如果符合可以保留子宮的條件，只切除子宮頸，並保留安全範圍後，再將陰道和子宮接合起來，還是可以保留懷孕的機會，也會有正常的月經。但子宮頸切得很乾淨時，懷孕後期容易子宮閉鎖不全，需要配合婦產科醫師進行子宮縫合的手術，預防提早流產。

線圈電切術（LEEP、LETZ）

　　線圈電切術（LEEP）是目前癌前病變常用的治療方式，是使用線圈狀的金屬，經由通電後，可將認為罹病的病灶通電燒除，依照不同的需求選擇不同型號大小的線圈或是錐狀切除線圈。燒除時可涵蓋病變的部位且同時止血，因此出血少，施術時間短，只有數分鐘、恢復快，一般建議在月經過後 3 到 7 天進行。

子宮頸冷凍治療（Cryotherapy）

　　子宮頸冷凍治療是使用攝氏 0 度至零下 50 度的氣體進行治療，一般適用於癌前病變 1 期，輕度的患者，或是罹患慢性子宮頸炎有子宮頸糜爛的患者。

　　治療時選擇適合的冷凍探頭進行病灶冷凍；治療後須每週回診，期間使用消炎藥物及陰道栓劑治療，並遵醫囑使用抗生素預防感染。通常第 1 週會有較大量及異味的分泌物，治療過程結痂脫落可能會有出血現象，約 4 到 6 週才能完全痊癒，期間需禁行性行為。

放射治療

　　主要是利用放射線例如放射性同位素，像人工放射性核素鈷 60、銫 137、銥 192 等產生的 α、β、γ 射線，和各類 X 光射線治療機或電子直線加速器產生的 X 射線、電子線，臺灣現在還有電腦刀、質子治療的質子束和其它粒子束等放射機器治療惡性腫瘤。

　　放射治療有分為體外照射和體內的近接治療，體外照射又稱為遠距

離放射治療。這種照射技術是治療時，放療機將高能射線或粒子瞄準癌症病灶。體外和體內的配合治療，可治療子宮頸癌和骨盆腔淋巴結。

體內照射是近接治療，又稱為近距離放射治療。做法是利用超音波或是 X 光、電腦斷層導引下，把高強度的微形放射源送入人體腔內，或配合手術插入腫瘤組織內，進行近距離照射，有效地殺傷腫瘤組織。

放射治療在殺死癌細胞的同時，會造成周遭組織的破壞，它產生的破壞像累積性的燙傷般，會使受破壞的組織壞死，急性時會像燙傷般出現水泡、破皮等傷害。而因為在癌症治療中容易發生感染，慢性破壞則將產生纖維化，因此患者術後最好要進行復健，以避免造成組織硬化引起行動不便。

化學治療

化學治療主要是利用具有毒殺作用的化學藥物，藉由口服、血管注射等方式治療。化學治療主要是藉由癌症細胞快速增生的作用，讓化學藥物可以追蹤快速生長的細胞，並且產生毒殺作用。

但是因為人體包括骨髓、骨髓中的造血細胞、腸胃道、生殖系統和毛囊等器官的細胞都會受到影響，接受化學治療的患者常有疲倦、造血功能及免疫作用被抑制的情況，容易感染病菌，同時也易有掉髮以及破壞生殖系統如女性卵巢、男性睪丸等的副作用，不過這些併發症大部分在化學藥物停止後一段時間就會恢復。

標靶治療

　　子宮頸癌目前可以使用的標靶藥物很少，主要是 Bevacizumab，因為癌細胞的發展和擴散需要新生血管，Bevacizumab 的主要作用就在抗血管新生，通常用於患者在進行化學治療時、發生比較嚴重的轉移，或是癌症復發者。因為標靶治療在我國子宮頸癌治療須自費，患者化療時，經由醫師評估後，可以選擇是否合併進行。

　　服用 Bevacizumab 常見的副作用是疲倦、血壓上升及腹瀉，非常少數患者可能會有腸破裂的狀況，通常好發在曾經做過放射治療、曾做過腸道切除手術，或接受很多線化學治療的患者。整體而言，Bevacizumab 可說是安全的標靶藥物。

術後照護與復健

　　張志隆醫師表示，子宮頸癌的治療較特殊，因為要把癌細胞切得很乾淨，需要往子宮頸組織外預切更大的安全範圍。若還有配合放射治療，也因附近器官彼此較靠近，放射治療子宮頸時，往往波及膀胱和大腸，因此手術或放射線治療後，可能要進行排尿訓練，以免解尿不乾淨引發膀胱炎。

　　同時，患者未來也容易便祕，可能需要使用軟便劑。放射線引起的大腸炎則容易出血、腸胃不適，而這些病變可能會在治療 1、2 年後才會出現，必須定期追蹤，飲食也要注意。另外，放射線治療後陰道容易乾澀及纖維化，建議術後要定期沖洗陰道，並鼓勵正常性生活以保持陰道彈性。

性生活有助預防陰道纖維化

　　張志隆醫師提醒，子宮頸癌患者治療後，不要以為「自己生病了，跟以前不一樣，不能有正常性生活」，其實治療後才更需要正常的性生活。

　　張志隆醫師解釋，為了預防陰道纖維化、萎縮，甚至需要使用陰道擴張器；而規律的性生活或是適當使用具有陰道擴張效果的用品，對患者來說其實是一種復健治療。如果沒有辦法天天有性行為，也最好每天使用擴張棒持續 10 到 20 分鐘；有些患者怕痛不敢進行，但越怕痛不做，越容易纖維化。

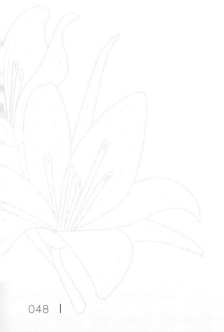

第 4 節　追蹤與防治

子宮頸癌抹片檢查

　　「我都 20 多年沒『那個』了，不可能有病啦！」「我老公都走那麼多年了，我怎麼可能會是子宮頸癌？一定是搞錯了！」張志隆醫師說，很多女性都有迷思，以為很久沒有性行為就不會患病，但是子宮頸癌和一般感染性疾病不同，目前醫學已經證實，無論病毒感染後有無持續性行為，感染越久就越容易發生病變，所以只要曾經有性行為，都應該要做抹片檢查。

抹片檢查要做到幾歲？

　　如果子宮頸癌高峰是 85 歲，抹片就要做到 80、90 歲以上嗎？其實，統計這些發生子宮頸癌的 85 歲婦女，通常過去都沒有做過抹片檢查，醫界目前建議子宮頸抹片檢查可以做到 75 歲。不過更好的方法是子宮頸抹片檢查加上病毒篩檢，如果在 75 歲時沒有病毒感染，抹片也正常，未來再發生感染的機率就微乎其微。

　　本章一開始談到的 60 多歲第 4 期患者以及 89 歲的阿嬤，都是從年輕到老從來沒做過抹片檢查的案例。臺灣的子宮頸癌預防政策，目前只提供 30 歲以上婦女才有免費的子宮頸抹片檢查，但醫師建議，只要有性經驗的女性，都應該主動進行抹片檢查。

子宮頸癌疫苗　預防最有效

市面上的 3 種疫苗

　　臺灣正在推動讓國中 1 年級女生全面施打子宮頸癌疫苗，朱俊誠醫師

表示，接種子宮頸癌疫苗是預防人類乳突病毒感染最好的方法。過去的子宮頸癌疫苗主要有兩家廠商，一家是含有第 16 型及第 18 型病毒的 2 價（即 2 種）疫苗；另一家是含有第 16 型及第 18 型，再加上預防菜花的第 6 型及第 11 型病毒的 4 價疫苗，現在最新的 9 價疫苗則有包含第 6 型、第 11 型、第 16 型、第 18 型、第 31 型、第 33 型、第 45 型、第 52 型及第 58 型的 9 價疫苗已經上市。

　　張志隆醫師說，臺北市和新北市的子宮頸癌疫苗的政策不同，施打範圍有差異，他認為過幾年很可能就可以從雙北市 2 大都會區的癌症登記者，看

子宮頸疫苗比較

疫苗	9 價	4 價	2 價
施打年齡	9 ～ 26 歲	9 ～ 26 歲	9 歲以上皆可
預防病毒	6、11、16、18、31、33、45、52、58 型	6、11、16、18 型	16、18 型
用法時程	共 3 劑 第 0、2、6 個月施打	共 3 劑 第 0、2、6 個月施打	共 3 劑 第 0、1、6 個月施打
防護力	估 9 成以上	約 7 成	8 ～ 9 成
每劑價格	約 5,400 元	約 3,500 元	約 3,900 元
藥廠	美國默沙東	美國默沙東	英國葛蘭素史克

資料來源：新光醫院婦產科主治醫師朱俊誠

出有全面接種疫苗和未全面接種疫苗婦女，在子宮頸病變發生率的差異性。

「打疫苗沒有感染的風險！」朱俊誠醫師強調，子宮頸癌疫苗本身是用病毒表面顆粒製成，它的結構是病毒的表層，因為沒有含病毒的 DNA，所以不必擔心接種疫苗會有感染的問題。

不過，光是把類病毒顆粒打到人體並不能產生免疫力，最重要的是疫苗的佐劑才有辦法讓人體產生濃度高到可以產生抗體，預防感染。

朱俊誠醫師進一步說明，第 16 及第 18 型病毒患染占所有子宮頸癌病例的 6 成 5 到 7 成左右，因此第 16 及第 18 型病毒的 2 價疫苗，理論上只有 6 成 5 到 7 成的保護效果，但因為所用的佐劑效果較強，在持續追蹤 9 年後，仍可維持很高濃度的抗體，對其他型別（31、33、45）也有保護作用，臨床上觀察它對子宮頸癌的防護力可以高達 8 至 9 成。

而過去的 4 價疫苗在血中抗體濃度較低，雖然針對第 16 及 18 型病毒，防護力仍維持 100%，但相較之下，對其他型別的病毒防護力較不明顯，不過，相較於 2 價則多了預防菜花的功效。

然而在 9 價疫苗上市後，因為幾乎對引發子宮頸癌的病毒有全面的防護力，預防效果超過 9 成以上。朱醫師建議女性與專業醫師諮詢、討論後，依不同的情況施打疫苗，從根本預防子宮頸癌的發生。

子宮頸疫苗保護到幾歲？

　　子宮頸癌疫苗最有效的保護，就是讓接種者在接觸到病毒前就注射，所以目前世界各國大多將接種年齡訂在可能發生性行為之前的 11、12 歲，歐美國家甚至建議 9 歲起即可接種。

　　目前世界各國對於女性施打到幾歲的規定不一，朱俊誠醫師說，臺灣 4 價疫苗經衛福部核准的適應年齡和美國的規定一樣，為 9 到 26 歲女性；在加拿大和澳洲則是建議 9 歲到 45 歲都可以施打，有些國家則已開放到 55 歲；在歐盟甚至沒有年齡上限，施打前也不需要檢驗有沒有感染過 HPV 病毒。

越早施打 引發免疫效果越好

　　子宮頸癌疫苗除了可以預防子宮頸癌、子宮頸癌前期病變及異常、菜花以外，還可以預防外陰癌前期病變及異常、陰道癌前期病變及異常，施打效益很高。

　　且有研究顯示，施打子宮頸癌疫苗的年齡越大，引發的防禦免疫能力越低，所以張志隆醫師和朱俊誠醫師都建議女性應該及早施打，以增加自己對相關癌病變的防護力。

大切片術後施打也有效

　　那麼，已經得過子宮頸病變的人，施打疫苗還有效果嗎？

　　朱俊誠醫師表示，子宮頸癌疫苗是「預防」感染，若子宮頸已經發生病變才施打疫苗，並無法治療病變或讓病變改善。就曾經有婦女打了疫苗，

沒多久發現子宮頸有病變，甚至發現子宮頸癌，便認為子宮頸疫苗沒效。事實上，人類乳突病毒感染引發病變的過程很長，而這些病變是在施打疫苗前就感染的，所以施打子宮頸癌疫苗的人，還是要進行抹片檢查，才能得到雙重保護。

朱俊誠醫師舉例，有一位 30 歲出頭的女性，被醫院 3 度檢查出子宮頸病變。她第 1 次是 5 年前發現中度癌前病變，做過「大切片」（子宮頸錐狀切除）手術；2 年前發現子宮頸原位癌，又做了 1 次大切片；這次又再檢出原位癌，該院醫師建議她應切除子宮，但因為她還未生育，希望保留生育能力，後來到新光醫院經過更詳細的檢查，決定只要再做大切片手術，仍可保留生育能力。

不過朱俊誠醫師認為，這位患者之前已經兩次發病，而且病變發展快速，顯示她有癌變的高危險體質。而在做完大切片手術時，其實已經把子宮頸感染部位都切除乾淨，如果醫師建議她術後施打子宮頸癌疫苗，或可避免再度感染高危險病毒。現在也有文獻認為，子宮頸癌前病變或原位癌的患者做過大切片後，施打子宮頸癌疫苗，可以降低病變再次發生的風險。

子宮頸癌是遺傳性疾病嗎？

子宮頸癌已知和人類乳突病毒感染有關，和遺傳沒有關係。不過我們的環境中充滿各種病毒，根據國內外的調查都顯示，人的一生中約有 8 到 9 成曾感染各種不同型的人類乳突病毒。但是人體有病毒自清的作用，通常感染過半年內即會清除；只有約 1 成患者可能會持續感染，其中部分可能因此導致子宮頸癌癌前病變、子宮頸癌。

熟齡女性施打 藥害風險自負

　　但是因為這位患者已經超過衛福部核定的接種年齡 26 歲的上限，超出藥品說明書建議的年齡，就屬於「非適應症使用」（Off-Label Use），倘若施打後身體發生狀況，就不符合藥害救濟原則，因此患者得自負施打後果的風險，這也是患者在施打前要先知道的。

密切追蹤檢查　避免復發風險

　　前面已經談到，除了零期癌的治癒率幾乎達 100% 以外，就算是很早期的子宮頸癌，還是有復發的風險，因此術後一定要注意追蹤檢查。子宮頸癌的追蹤檢查，目前醫界的建議如下：

- 第 1 年：每 3 個月做 1 次內診及抹片、每 6 個月做 1 次胸部 X 光、血液及腎臟功能檢查。滿 1 年做 1 次電腦斷層掃描。
- 第 2 年：每 4 個月做 1 次內診及抹片。滿 2 年再做 1 次胸部 X 光、電腦斷層、血液及腎臟功能檢查。
- 第 3 年至 5 年內：每 6 個月做 1 次內診及超音波，期間加上腫瘤指標的抽血檢驗，可以提早發現癌症復發的病灶。

如何提高自癒力？

　　雖然感染人類乳突病毒後，大約有 9 成的人可以在 1 年內靠自身的免疫力廓清病毒，但剩下 10% 的人該怎麼辦呢？可以提高自己廓清病毒的能力嗎？

　　過去曾有零星研究指出，每天喝綠茶粉 2 到 5 克，或是在癌前病變的組織上塗抹維他命 A 酸，可以讓癌前病變的組織萎縮。不過張志隆醫師認為，這些研究都缺乏長期的研究證據足以證實。目前在臨床上有看到，使用一種菜花治療軟膏，有零星研究報告認為有助於病毒的清除，但也缺乏前瞻性的研究足以證實。張志隆醫師建議，多運動、睡眠充足及有足夠的營養，都可以增加自我的抵抗力。

　　張志隆醫師強調，情緒調整也非常重要，很多患者治療後鬱鬱寡歡，憂鬱情緒會使人體產生很多壓力荷爾蒙，導致人體抗病的作用降低，也是致癌及促使癌症復發很重要的因素，因此建議治療後患者一定要重回正常生活，積極面對人生，心情調適得越好，自體抗病能力越強，對於預防復發有很大的幫助。

第 2 章

卵巢癌
Ovarian cancer
—— 致死率第一的沉默殺手 ——

卵巢癌是威脅女性國人的第 2 大生殖癌。
不過，由於卵巢癌早期症狀不明顯，
以致多數患者被發現時，
已屬晚期階段，也影響了患者的存活率。
因此，如果女性出現腸胃不適，卻檢查不出問題時，
一定要到婦產科檢查，或許可以提早發現卵巢病變。

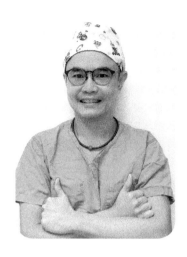

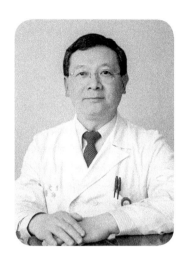

劉 文 雄
醫師

高雄榮民總醫院婦女醫學部主任

鄭 文 芳
醫師

臺大醫學院婦產科教授
臺大醫院婦產部主治醫師

專長
婦科癌症、達文西機器手臂手術、
各式腹腔鏡手術、婦女更年期、一般婦科

學歷
• 國防醫學院醫學系

經歷
• 龍泉榮民醫院婦產科主治醫師
• 高雄榮民總醫院婦產科主治醫師
• 高雄榮民總醫院婦產部婦科主任
• 高雄榮總癌症中心主任
• 美國史丹佛大學婦癌臨床研究

專長
婦科腫瘤診斷及治療、婦科微創手術、
腫瘤免疫學及免疫治療

學歷
• 臺灣大學醫學系
• 臺灣大學臨床醫學研究所醫學博士
• 臺灣大學管理學院 EMBA 國際企業組碩士

經歷
• 國家衛生研究院婦科腫瘤研修醫師
• 美國約翰霍普金斯大學醫學院病理科博
  士後研究員
• 美國約翰霍普金斯醫院婦產科婦癌觀察員
• 臺灣婦癌醫學會秘書長

　　30 歲的美秀，農曆春節從臺北回中部老家過年，連續好幾天大吃大喝，一天突然腹痛難耐，於是就近在老家附近醫院掛急診。檢查結果竟然是：卵巢部位有腫瘤破裂！

　　因為美秀曾有子宮內膜異位症病史，而且破裂的腫瘤組織中有血水，醫師初步判斷為巧克力囊腫破裂，決定立即採取腹腔鏡手術。手術後經組織化驗結果發現，並非原先懷疑的巧克力囊腫，而是卵巢癌，因此醫師建議她到大醫院進行徹底治療。

　　美秀立即轉診臺大醫院，由於在腹腔鏡手術[1] 過程中，殘餘的癌細胞很有可能已經沾染到皮膚，因此這次治療需要把手術傷口皮膚切除乾淨，同時也要把卵巢切除得更乾淨、淋巴廓清，腹腔內只要可疑的部位也都做了切片化驗。所幸最後並沒有發現癌細胞殘留，也沒有沾染到傷口皮膚，評估為第 2 期 A 的卵巢癌，預計只要做 6 次化療。

　　另一位年輕的 A 小姐就沒有那麼幸運。當她發現有卵巢腫瘤後，同

[1] 腹腔鏡手術屬微創手術的一種，病人麻醉後，醫生會在患者腹部開 3 到 4 個小孔，從其中 1 個孔放入微型攝影機，而從其他小孔進行手術。

樣採取腹腔鏡手術切除，但術後病理化驗檢查才發現是卵巢癌。轉到臺大醫院再檢查，發現腹腔鏡的傷口已經被感染；一旦癌細胞轉移到皮膚上，即屬於第 4 期，此時即使把傷口都切乾淨、做化療，也來不及挽救她年輕的生命。

　　60 多歲的王媽媽最近一段時間胃口都不好，但是體重卻沒有減輕。到醫院做了胃鏡和大腸直腸鏡檢查，醫師原不覺得有什麼問題，只開了一些腸胃藥。但是用藥一週後，症狀仍未改善，王媽媽便來醫院回診。醫師才發現她有腹水，且超音波檢查發現肝臟有一顆疑似轉移的腫瘤，進行電腦斷層發現為卵巢腫瘤，而且已轉移到肝臟和部分腸道，腫瘤指數非常高。

　　王媽媽旋即轉診婦產科，開刀切除卵巢、子宮，同時切除肝臟及腸道轉移腫瘤。因為已發生肝臟轉移，評估為第 4 期卵巢癌，須進行 6 次化學治療；檢測無癌細胞殘留後，仍需接受 1 年以上標靶藥物治療。

卵巢癌對女性生命的威脅越來越大。「以前在醫院一年難得看到幾例卵巢癌，現在每星期都會看到好幾例，你說，發生率高不高？」臺大醫院婦產部主治醫師、臺灣醫學院婦產科教授鄭文芳指出，隨著國內婦女子宮內膜異位症[2]增加，以及環境荷爾蒙等各種影響，卵巢癌對婦女的威脅越來越高。在所有婦女生殖器官常見癌症中，卵巢癌的存活率是最差的。

卵巢癌的成因

「卵巢畸胎瘤裡有完整的人體器官，甚至可以組成完整的小孩。」鄭文芳醫師提起，在日本知名動漫《怪醫黑傑克》中，黑傑克利用從一位年輕女性體內取出的畸胎瘤，成功組成故事裡另一位靈魂人物「皮諾可」，可能是許多動漫迷對卵巢腫瘤的第一個印象。鄭文芳醫師說，其實，卵巢畸胎瘤是一種分化良好的良性生殖細胞腫瘤，通常切除以後對人體就沒有太大的影響。

上皮細胞癌占 8 成

由於卵巢的組織結構及內分泌功能等都較複雜，因此可能發生的病灶也很多種。卵巢癌的癌細胞組織型態，依照病理檢驗主要分成 3 大類，即上皮細胞癌、生殖細胞癌以及性腺基質癌。其中上皮細胞癌就占了 75% 到 80% 左右，生殖細胞癌約占 15% 到 20%，性腺基質癌（又稱性腺間質細胞癌）只占約 5%。由於後兩者在臨床上死亡率較低，故本章主要針對發生率較高的上皮細胞癌做介紹。

上皮細胞癌又分成很多種，這是因為卵巢的功能就是製造卵子，而卵

---

[2] 子宮內膜異位是指子宮內膜長在子宮腔以外的地方，若長在卵巢內，則形成「巧克力囊腫」，因此可能增加卵巢癌風險。

子本來就有很強的分化能力，和精子結合後才能分化成不同的人體器官，所以卵巢上皮細胞癌也會生出許多不同的組織型態。癌細胞若向輸卵管上皮分化，就形成漿液性腫瘤；向子宮內膜分化，則是子宮內膜樣腫瘤；向子宮頸黏膜分化，就形成黏液性腫瘤。

其中最常見的是漿液性腺癌，約占 50%，漿液性腺癌的癌細胞常呈現囊腔和乳頭狀，通常直接從淋巴轉移或是血行轉移（即經由血液擴散）；

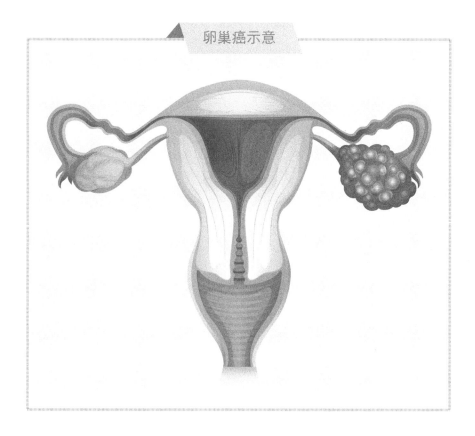

卵巢癌示意

而在國外很少見的亮細胞癌，在臺灣約占 20%，子宮內膜樣細胞癌約占 15%，黏液性細胞癌約占 10%。此外還有混合性漿液黏液性囊腺癌、纖維腺癌、惡性勃勒納氏瘤、副中腎透明細胞癌，及少見的未分化癌等。

臺灣婦女要特別留意亮細胞[3]癌，因為在歐美，亮細胞癌占卵巢癌可能不到 5%，但是在臺灣和日本近年來卻見增加（15 ～ 20%），加上近幾年臺灣子宮內膜異位症的案例激增，雖然目前還無法完全證實亮細胞癌和子宮內膜異位的關係，但是醫界懷疑兩者密切相關。

卵巢癌 3 大類型

類型	好發年齡層	說明	占比
上皮細胞癌 （Epithelial tumors）	易發生於 40 歲以上的女性，大部分卵巢癌是上皮細胞癌。	由覆蓋在卵巢表面的上皮細胞開始。	80 ～ 83%
生殖細胞癌 （Germ cell tumors）	易發生於年輕女性身上，對治療有較好的反應。	製造卵子的細胞所發生的癌症，即所謂的生殖細胞癌。	5 ～ 6%
性腺基質癌 （Sex cord stromal tumors）	會發生於任何年齡的女性身上。	或稱性索基質癌、性腺間質細胞癌，為製造女性激素的細胞出現癌變。	4 ～ 5%

資料來源：衛福部國民健康署 106.05

---

[3] Clear cell，一種癌細胞的組織型態，在顯微鏡下看起來水水亮亮，故名。亮細胞癌絕大多數是惡性腫瘤，其預後通常不理想。

卵巢癌的高危險群

月經正常 生育少的人風險較高

「我的月經都很規則啊，每個月都正常來啊！」很多卵巢癌患者非常不能理解，為什麼自己的月經、排卵都很正常，卵巢居然會生病？一般婦科疾病的患者，可能也常有月經不正常的情形。但是卵巢癌和一般的婦科疾病不同，反而是月經越正常的人越容易發生！

高雄榮民總醫院婦女醫學部主任劉文雄說，卵巢主要的任務是製造卵子，是大自然為讓人類繁衍下一代，所賦予的生理機制。女性的卵子其實在她自己甫成形為胎兒的同時，就已經存在了；等到長大月經來潮後，每個月便會開始由卵巢中的 1 顆未成熟卵，形成 1 個卵泡，每次排卵時，卵泡會破裂排出 1 顆成熟的卵；如果這個月沒有懷孕，下個月卵巢又會形成卵泡、破卵……。月復一月、年復一年地重複做生育的準備工作。

劉文雄醫師說，破卵的過程會產生某些致癌因子，而且每次排卵、破卵，都會在卵巢表面形成傷口，而卵巢也會不斷自動修復它；直到女性懷

吃排卵藥、打排卵針會提高卵巢癌風險嗎？

這一直是醫界爭論的問題，有些專家認為，不孕、卵巢排卵功能有問題，本身就是一個高危險因子，那麼到底是排卵藥或排卵針引起卵巢病變？還是患者本身卵巢就有病變？難以定論。

不過劉文雄醫師表示，如果治療不孕症的時間很長，因為持續服藥或打針，讓卵巢一直在過度排卵中，也會是促使卵巢發生病變的一種風險，因此有在進行不孕症治療的女性，最好也要多加留意。

孕，卵巢就可以停止工作 10 個月；如果產後哺餵母乳，就可以讓卵巢休息更久。

以前臺灣的媽媽們沒有生 6、7 個，至少也生 3、4 個小孩，讓卵巢總共至少有 30、40 個月的休息時間。但現在臺灣女性經常只生 1 個小孩，甚至不生，就算生了也減少哺乳，卵巢卻仍在月復一月地排卵、破卵、修復；如果不生小孩或生很少，卵巢做工越賣力，反覆自我修復的結果，就是卵巢表面越脆弱；且組織細胞修復的次數越多，發生變異或出問題的機率就越高。

有家族相關病史者應小心提防

國際知名影星安潔莉娜裘莉，因為本身帶有特殊的遺傳基因 BRCA1、BRCA2，容易罹患乳癌和卵巢癌等相關生殖癌症，因此做了預防性的乳房和卵巢切除，一度引發新聞熱議。鄭文芳醫師頗為認同她這樣的作法，因為帶有這些特殊基因的女性，確實約有 8 成會發生乳癌，有 6 成可能發生卵巢癌。

事實上，只要自己的 5 等親內，尤其是母系方面的親屬如阿姨、外祖母等，或是祖母、姑姑等女性親屬中有 2 人以上曾罹患乳癌或卵巢癌，抑或親人中有人 40 歲以前就罹患乳癌、卵巢癌等相關疾病，則表示自己也是高危險群。倘若在男性親屬一方也有人罹患乳癌，那麼帶有高危險基因的可能性就更高了，最好要做預防性切除。

飲食西化、紅肉紅酒 都可能有關

飲食西化也是造成卵巢癌對臺灣女性威脅性大增的原因之一。劉文雄

醫師說，臺灣 40、50 歲以上的民眾，小時候很難吃到像現在的各種速食
或添加物過多的飲料；但自從臺灣人的飲食習慣越來越西化後，臺灣女性
卵巢癌的發生人數在 20 年間增加了 3 倍之多（資料來源：國健署 84 年和
103 年癌症登記年報）。其中包括紅肉的攝取，在牛、豬等紅肉牲畜飼養
的過程中，介入很多種荷爾蒙，而多種荷爾蒙的刺激，是各種癌症被誘發
的原因之一。

　　除了紅肉，也有流行病學的研究發現，紅酒似乎也會增加卵巢癌的風
險。劉文雄醫師說，因為這是流行病學的研究，只看得到研究結果，目前
仍無法得知紅酒為什麼和卵巢癌有關。一般認為紅酒有助於降低心血管疾
病的風險，但過去臺灣人沒有喝紅酒的習慣，在近 20 多年來法國的紅酒文
化深植後，卻發現卵巢癌等女性生殖癌也有增加的趨勢。他認為，西化的
飲食不一定適合國人體質，對西方人有益的飲食習慣，對臺灣人卻不見得
利大於弊。

爽身粉會提高卵巢癌風險嗎？

過去曾傳言「爽身粉會提高卵巢癌風險」，但鄭文芳醫師說，其實這是早期媽媽為防
嬰兒尿布疹，會在嬰兒的陰部撲爽身粉；而西方女性比較胖，為保持陰部乾爽，也會
大量使用爽身粉。有研究指出，在許多卵巢癌婦女的組織切片檢查中，發現有滑石粉
粒子。而因為過去的爽身粉主要成分是滑石粉，有些產品會添加含有石綿成分的工業
用滑石粉，其中石綿可能致癌，因而出現此說法。不過多年來，爽身粉已經不再使用
工業滑石粉，改用玉米粉之類的無害粉末取代，因此已經不再是致癌風險了。

劉文雄醫師提到，倒是這幾年醫界一直呼籲，醫師為婦女進行內診時，應使用滑石
粉較少的手套，因為目前醫師戴的手套還是有滑石粉；不過他也表示，女性一年通
常只做一次子宮頸抹片檢查，手套上的滑石粉致癌的風險極低。

　　根據衛生福利部國民健康署《中華民國 103 年癌症登記報告》資料顯示，卵巢癌的發生率排名第 7，在婦女罹患的癌症中其實並不算高，但是它的致命率在婦癌中卻是數一數二，為什麼卵巢癌如此致命？鄭文芳醫師表示，主要原因之一就是發現太晚及復發率高，可以說，卵巢癌罹患初期，幾乎沒有什麼症狀，這也是為什麼卵巢癌被稱為婦女「無聲的殺手」。

　　但近年來臺灣在卵巢癌的診斷已經有所進步，主要是因為各種健康檢查如超音波檢查的普及，加上臺灣醫師密度高，內科醫師在婦女因為各種不同原因就診或檢查時，經超音波發現卵巢異常，就會及時轉介。也因此，過去1、2 期的卵巢癌只占國內總患者人數的 3 成，現今則提高到 4 成；雖然已經較其他國家多出 1 成，但是仍有 6 成的患者發現病灶時已經屬於晚期。

各年齡層女性卵巢癌發生人數

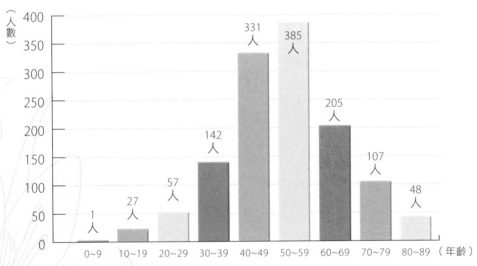

資料來源：衛生福利部

症狀

不出血、不搔癢 早期難發現

　　一般婦女到婦科就診，通常是因為出現以下 3 種症狀：一是出血，包括月經該來沒有來，不該來的時間卻來了，或是莫名的陰道出血；第 2 是局部搔癢或有不正常分泌物；第 3 則是自己摸到腹腔有奇怪的腫塊。

　　不過，卵巢癌通常到了很後期時，才會有不正常出血的症狀；初期也不會有搔癢的感覺；而且婦女的卵巢在 11、12 歲初經來潮以前，以及停經後，卵巢都約只有 2 到 3 公分，即使在行經期的排卵泡階段，以及排卵後的黃體期，卵巢平均也只有 5 公分左右，而人體的腹腔範圍很大，因此除非卵巢癌的腫瘤非常大，一般很難自己摸得到。

　　不過，如果卵巢腫瘤已經大到十幾公分，連患者自己都摸得出來時，反而有一個特點是，這些惡性腫瘤往往只局限在腫瘤內部，沒有擴散開來，因此治療效果反而會很好。

反應為腸胃、變胖問題 易延誤就醫

　　卵巢癌症狀常反應在腸胃上，包括覺得腹部脹脹的、胃口不好等；而且因為很多癌症通常會以體重減輕來表現，但是卵巢癌患者不但體重沒有減輕，反而常因為腫瘤增大、合併腹水等，而有腰圍變大的現象，所以通常患者會跑到腸胃科做檢查，直到症狀更嚴重後才會被發現。

　　而表現在腸胃症狀的卵巢癌，儘管腫瘤可能還不大，但往往已經轉移且有腹水，所以被診斷出來時，通常已進入第 3 到第 4 期。

劉文雄醫師表示，除了卵巢本身不大以外，也因為卵巢的構造大多是水狀的，所以當卵巢發生病變腫大時，腫瘤裡面都是水狀物質（不像子宮肌瘤是實心硬塊），以致用手摸也摸不太出來；一旦脹得越來越大，就會壓迫到周遭的腸胃組織，讓患者出現脹氣、消化不良的問題，因此卵巢癌患者約有 7 到 8 成，初期出現的都是腸胃症狀。

有些患者這時覺得自己好像變胖、肚子腫大，或是下腹腫脹，以為自己變「小腹婆」。但也因為水狀的卵巢組織和腸胃道都是會蠕動、移動的器官，因此卵巢癌引起的腸胃症狀並不是持續性的，症狀也常不一致，有時候會感覺沒吃多少就飽脹，以為自己消化不良；有時則是壓迫到腸子而發生便祕；有些可能壓迫到膀胱而頻尿；有些則可能出現腹痛或背部偶發性疼痛症狀。

通常發生這些症狀時，可能還在第 1、2 期，但因為患者的症狀時好時壞，所以卵巢癌患者一般都是先在腸胃科或泌尿科反覆就醫，卻檢查不出所以然；有些則會被誤判為壓力過大，被當成大腸激躁症治療，等到症狀越來越明顯時再轉診到婦產科，通常已經變成 3 期以上了。

劉文雄醫師說，曾有位 50 多歲的患者經腸胃科轉診過來，這位患者因為近來感覺腹部有異狀而到醫院檢查，進行腹部超音波發現有顆 11 公分大的卵巢腫瘤被轉診。問診時她非常驚訝表示：「怎麼腫瘤這麼大卻沒有症狀？」醫師請患者回想有沒有腸胃道症狀時，她才回想起其實她之前有一些偶發的消化不良，但症狀時好時壞，又因為她從來沒有做抹片檢查，也很少到婦產科看診，所以才在腸胃科腹部檢查時發現。所幸開刀後發現她的卵巢癌屬於 1 期 C2，還算是早期癌。

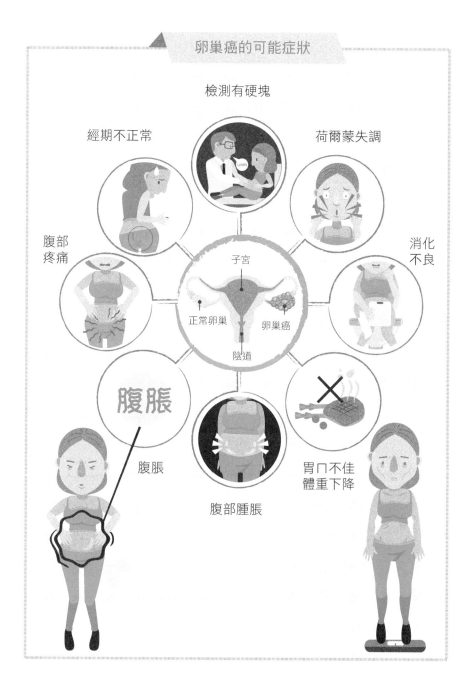

卵巢癌的可能症狀

檢測有硬塊

經期不正常

荷爾蒙失調

腹部
疼痛

消化
不良

子宮

正常卵巢　卵巢癌

陰道

腹脹

腹脹

腹部腫脹

胃ㄇ不佳
體重下降

劉文雄醫師提醒，倘若婦女有時好時壞的腸胃症狀，又感覺自己好像變胖，本來小腹沒有那麼大卻突然變大，或是頻尿，而做了胃鏡、大腸直腸鏡、膀胱等檢查，都查不出問題時，建議最好前往婦產科進行超音波檢查，以確定腹部腫大不是因為卵巢病變。

一般醫院也建議婦女在進行抹片檢查時，順便自費進行腹部超音波檢查，以了解卵巢和子宮的健康狀況。一般 30 歲以上女性的抹片檢查有國民健康署的計畫補助，無需付費。但是，卵巢癌的超音波篩檢不在健保支付的範圍內，民眾需自行付費。倘若發現卵巢在非排卵的階段大於 5 公分，最好持續追蹤；若卵巢持續大於 5、6 公分以上，則要高度懷疑卵巢病變的風險。

檢查方法

如何於卵巢癌早期發現罹癌？

「卵巢癌沒有特別的早期篩檢工具，很難早期發現！」卵巢癌不像子宮頸癌有抹片檢查可以篩檢，鄭文芳醫師和劉文雄醫師都認為，針對沒有症狀的婦女進行全面超音波篩檢，或是抽血進行癌症篩檢，不僅沒有意義，而且會浪費醫療資源，尤其是血液檢查腫瘤標記的項目容易有偽陽性，只會徒增民眾恐慌。

因此建議，只有平常有非典型胃腸道症狀的女性，如果經胃鏡、大腸鏡等檢查都沒有問題，但又持續有腸胃症狀，建議到婦產科檢查，針對這些患者篩檢才有意義。

---

❹ CA125，糖鏈多肽抗原 125，又稱糖類抗原 125、癌抗原 125，是一種糖類腫瘤相關抗原，主要存在於卵巢上皮組織和血液中。做為一種腫瘤標記，可用於卵巢癌、子宮內膜異位症的診斷、評估與追蹤。血液中 CA125 濃度的正常值應小於 35 U/mL。抽血檢測 CA-125，最好在月經結束後 2～3 天檢查，因為月經期間通常會大於正常值；然而若停經後，CA-125 值升高，就應特別留意。

抽血檢查

　　血液檢測卵巢癌，一般都是看血清腫瘤標記，如：癌胚抗原（CEA）、癌抗原 125（CA125 [4]）、鐵蛋白、組織多肽抗原（TPA）或是 CA199。但因為 CA125 的特異性 [5] 不高，包括女性排卵、懷孕、發炎、良性的子宮肌瘤、腺瘤等，都可能使 CA125 指數上升，另外還有 20% 到 50% 的卵巢癌患者的 CA125 指數並沒有上升。

　　劉文雄醫師說，CA125 升高，對於停經後婦女的檢驗有很高的意義，但是在停經前的女性就必須長時間追蹤，至少有 3 個月以上持續升高才具有意義，如果指數只是波動就沒有意義。所以現在利用抽血檢測卵巢癌，通常會建議同時分析 CA125 並加做人類副睪丸蛋白 4（HE4）檢測，可以使檢測準確率提高到 9 成以上。

　　HE4 是一種血清中的醣蛋白，正常卵巢組織中並沒有，但在卵巢癌細胞中常會顯現很高的濃度，所以現在被認為可用於偵察卵巢癌，單獨使用時的診斷率約有 90%，準確率達 95%，所以建議抽血檢驗 CA125 加做 HE4，並和癌症指數等 3 項透過計算公式，可以更準確診斷卵巢癌。

超音波檢查

　　超音波並沒有辦法對卵巢癌提供精確的診斷，但是骨盆腔超音波，尤其是陰道超音波所提供卵巢的直接影像，則可以測量卵巢大小，並檢視卵巢內部狀況。劉文雄醫師說，超音波可以顯示卵巢內部是否充滿液體，或是長出固體的結構。不正常的囊腫常有細胞增生而長出贅物，並從囊腫壁內部突出。

[5] 任何測試，都需要在靈敏度（Sensitivity，也稱為真陽性率）及特異度（Specificity，也稱為真陰性率）之間進行取捨。靈敏度可以作為避免假陰性的量化指標，而特異度可以作為避免假陽性的量化指標。

如果是癌症病灶特別容易出現這種結構，利用超音波可清楚看到內部有肉芽狀尖突，敏感度和特異性分別可達到 8 成及 9 成以上。倘若血液腫瘤標記顯示有問題，超音波也發現異常，即可做為診斷依據。

卵巢癌的分期

卵巢癌和子宮頸癌或其他癌症不同，無法在手術前用切片或其他方法來判斷期別，因此除了少數一開始就發現是末期患者以外，卵巢癌和子宮內膜癌，都是屬於必須在開刀切除所有應切除的部分後，依照病理學檢查來確定分期，採取的是手術分期（Surgical Staging），而非臨床分期（Clinical Staging）。同時，卵巢癌並沒有分出零期癌（原位癌）。

卵巢癌分為 4 期，每一期都有 A、B、C 共 3 個小分期，這是依據 2015 年國際婦產科聯盟（FIGO）對卵巢癌的建議分期。

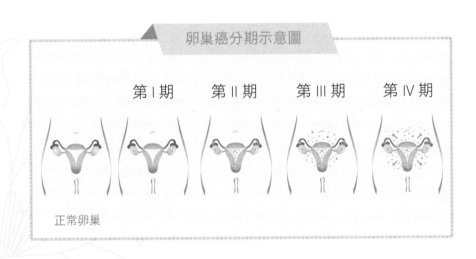

卵巢癌分期示意圖

第 I 期　　第 II 期　　第 III 期　　第 IV 期

正常卵巢

衛福部國民健康署對卵巢癌的建議分期及 5 年存活率

分期	病灶定義	5 年存活率
第 I 期	癌症病灶只局限在卵巢	87%
I A 期	病灶局限於其中一邊的卵巢	86.9%
I B 期	病灶範圍涵括雙側卵巢，但是分化良好	71.3%
I C 期	病灶仍只局限單側或雙側卵巢，但有腹水，且腹水中可發現癌細胞，或手術時發現腫瘤已破裂	79.2%
第 II 期	癌症不限於卵巢內，已侵犯到骨盆腔的其他組織	73%
II A 期	癌病灶侵犯到子宮或輸卵管	66.6%
II B 期	癌病灶侵犯到子宮或輸卵管外的其他骨盆腔組織	55.1%
II C 期	癌病灶屬於 II A 或 II B 期，但骨盆腔的腹水中有癌細胞	57.0%
第 III 期	癌症不限於卵巢、骨盆腔內，已侵犯到腹腔內組織或後腹腔淋巴結	44%
III A 期	擴散到腹腔內的惡性腫瘤組織只在顯微鏡下才可看出	41.4%
III B 期	擴散到腹腔內的腫瘤直徑不超過 2 公分	24.9%
III C 期	擴散到腹腔內的腫瘤直徑超過 2 公分，或有後腹腔淋巴結的轉移	23.4%
第 IV 期	已有其他器官的遠端轉移，卵巢癌最常轉移的部位包括肝、肺、腎、骨頭及膀胱等	12%
IV A 期	肋膜液有癌細胞轉移	
IV B 期	肝、脾、腹腔外器官（包括腹股溝淋巴結及腹腔外淋巴結）	

資料來源：衛福部國民健康署 106.05

卵巢一旦發現病變，不管是良性或惡性腫瘤，一經確診，即應進行手術治療。卵巢癌則依病期，施以化學治療或放射線治療等的綜合治療方法。

手術治療

全面摘除可疑部位的減積手術

鄭文芳醫師表示，手術切除對卵巢癌是必須的基本治療。一般標準手術治療通常會施行子宮全切除、兩側卵巢及輸卵管切除，而且因為腸網膜含有脂肪，是癌細胞很好的發展基質，所以也會同時切除腸網膜、盲腸、闌尾，並進行骨盆腔及腹主動脈旁淋巴腺取樣摘除術，這種手術稱為「減積手術（Debulking operation）」。減積手術是將 2 公分以上的病灶全部摘除，如能把 1 公分以上的都摘除，則預後更佳。

劉文雄醫師說，「完整減積手術」主要是要把骨盆和腹腔腫瘤盡量拿除，讓臨床上看不到有腫瘤殘存。除了手術以外，也要進行腹腔沖洗及針對沖洗液中的細胞進行分析。腹腔沖洗主要取 5 個部位的沖洗液，包括腹腔、骨盆腔、兩側橫隔膜下、腹腔下方到大腸為止，以及骨盆底等，將所有的沖洗液進行細胞學檢驗。除此之外，醫師也要用眼睛和手在患者的腹膜表面和腸隙膜檢查有沒有殘留腫瘤病灶，避免有遺漏，影響治療效果。

可保留生育的減積手術

如果患者屬 1A 期分化良好的癌症，且還有生育計畫，則可以進行「保留生育式的減積手術」。鄭文芳醫師說明，病患可以只切除有癌細胞的單

側卵巢，保留對側卵巢和子宮，但是要加做腹腔內沖洗，再吸取沖洗液進行細胞學檢查及可疑部位的切片等，以確定沒有殘餘癌細胞。

　　患者倘若沒有生育計畫，則建議切除兩側卵巢及子宮，否則很容易復發，復發率比有切除對側卵巢及子宮者，高出 5 到 10 倍。

放射治療

　　放射治療對卵巢癌的治療效果有限，目前通常是對手術及化療後仍有殘餘病灶，或是復發性的卵巢癌病患才會使用，而且顯示仍可奏效。施行方式包括體外放射線的方式，或是在體內放置內含放射性物質的植入體，進行體內放射治療；或是先給予藥物增加癌細胞對放射線的敏感度，再進行放射治療等。目前放射治療也常用於緩解疼痛。

生殖細胞癌 BEP 化學治療

好發於 20 歲以下女性的卵巢惡性胚胎瘤（Dysgerminomas），8 成以上的患者不到 30 歲，且多數患者只發生在單側。由於手術預後良好，大多可以保留生育功能。目前的治療通常採取病灶側的卵巢、輸卵管及對側卵巢薄片做切片檢查，及部分網膜切除、黏連處做切片、後腹膜淋巴篩檢等。

鄭文芳醫師指出，即使少數雙側卵巢皆受侵犯時，侵犯較小的卵巢也可做部分切除，留下部分外觀正常卵巢。術後進行化學藥物 BEP 治療，BEP 指博來黴素（Bleomycin）、依託泊苷（Etoposide）、鉑基抗腫瘤藥（順氯氨鉑，Cisplatin）。進行化學治療時應合併使用性腺激素釋放素抑制劑（GnRH agonist）來防止卵巢衰竭，保留生育能力，早期癌的患者 5 年存活率可達 95%。

化學治療

　　「化學治療對卵巢癌非常重要，重要性甚至可能高於手術治療！」劉文雄醫師說，癌症手術務求把腫瘤組織清除乾淨，但是因為臺灣婦女的卵巢癌多半在第 3 期後才發現，由於第 3 期的卵巢癌多半已經蔓延整個腹腔，光靠手術很難拿乾淨，因此化學治療是非常重要的治療。

　　鄭文芳醫師說，目前除了 1A 期的患者，以及 1B 期分化良好且進行保留生育式治療的患者，可以不需要加做化學治療以外，如果是亮細胞癌，或是第 1C 期以上，抑或細胞分化不良的患者，則公認一定要加做化學治療。

　　之前認為預後最不好的卵巢癌，是漿液性細胞癌，因為它對化療藥的反應一開始看起來很好，但是治療後慢慢會產生抗藥性。而亮細胞癌的很多患者則是開完刀做化療時，一開始就產生抗藥性，或是一復發就有抗藥性；由於亮細胞癌有容易產生抗藥性的特性，隨著病患比率的增加，對未來卵巢癌的治療是更大的挑戰。

紫杉醇合併使用鉑化合藥物

　　卵巢癌的化學治療使用很多種藥物，鄭文芳醫師和劉文雄醫師都說，目前第一線用藥公認是太平洋紫杉醇（Paclitaxel）合併使用鉑化合藥物（如 Cisplatin 和 Carboplatin），其他常用的還有 Cyclophosphamide、Doxorubicin、Epirubicin、Bleomycin、Etoposide、Vincristine、Vinblastine 等。

　　劉文雄醫師說，卵巢癌的化學治療，自西元 1992 年到 2000 年間，就

把紫杉醇和鉑金類的化學藥物列為第一線用藥。不過對於現在的臺灣病患來說，主要的問題是太平洋紫杉醇的健保給付只適用於第 3、4 期和復發性卵巢癌，這對大部分在第 3 期才發現的患者來說沒問題，但對於 4 成因為提早檢查而發現病灶的早期患者就很不公平；而希望能得到更有效控制的早期患者，若要採取自費治療，一個療程至少要花十多萬元。

如果復發，則會選擇對心臟沒有毒性的微脂體小紅莓（Lipo-Dox）加上鉑金藥物，此外還有 Gemcitabine、Topotecan 等，都是復發患者可以選擇的化學藥物。

多種化學藥物到底要同時施打？還是一次單打一種，以免發生抗藥性時越來越無藥可用？劉文雄醫師說，目前還是傾向一次用兩種化學藥物一起打，分別由兩種不同治療機轉對癌細胞進行更全面的控制，除非患者已經出現抗藥性，或是頑固性卵巢癌。未來會採取使用單一化學藥物，慢慢試看看哪些藥物具有更好的治療效果。

先做化療還是手術？

有人說直接開刀可能會使癌細胞「跑出去」，所以先做化學治療後再開刀比較安全。真的是這樣嗎？劉文雄醫師說，已有許多前瞻性的研究文獻指出，兩種做法其實存活率和存活期都差不多，先做化療或先開刀，主要由臨床醫師判斷決定。

如果醫師一開始認為開刀可以拿得乾淨，先進行手術切除是比較好的選擇；但是如果醫師覺得沒辦法一開刀就能切除乾淨，建議先進行化療將癌症病灶控制在一定範圍後再進行手術，會是比較好的選擇。目前在前瞻性的第 3 期報告中，認為「先化療再手術」或「先手術再化療」各有各的適應症，兩者存活率沒有差異。

化學治療多以靜脈注射方式投藥，只有少數會用口服藥丸。一般全身性化療都是先手術在身上放靜脈瘻管，日後治療時就由此瘻管進行注射，治療後必須定期回醫院保養清理瘻管，以免日後需要追加治療時發現阻塞等問題，就還要重新施行造血管瘻管手術。一般瘻管的使用年限約 2 年。

　　由於多數卵巢癌病患為晚期發現，因此採取聯合、多療程的化療，是治療卵巢癌常用的方式。除了全身性化療外，還有腹腔化療和動脈化療，療程間應相隔 3 至 4 星期。

術前控制病灶：腹腔化療

　　腹腔化療分為術前和術後不同時期。術前主要是對就醫時即有大量腹水，和腹腔、骨盆腔內腫瘤難以手術徹底切除者；先藉由腹腔化療殺死生長旺盛的癌細胞，有利減少腹水及縮小腫瘤，更利於手術的進行；若懷疑及擔心腹腔仍有殘留癌細胞，也可進行術後腹腔化療，以減少復發率。

生殖細胞癌及性腺基質癌的治療

生殖細胞癌好發族群有 2 大類，一類是只有 16、17 歲，小於 21 歲的青少女，另一種則是 60、70 歲以上的停經婦女。通常會以手術切除發病的卵巢，而生殖細胞癌的特點是，對化療的反應非常好，故高達約 9 成可以痊癒，而且幾乎不會復發，多數年輕患者治癒後仍可以正常結婚生子。

鄭文芳醫師表示，治療生殖細胞癌的化療藥物，和一般卵巢癌的化療藥物不同，一般上皮細胞癌以太平洋紫杉醇合併鉑金化學藥物為主；而卵巢生殖細胞癌的化療藥則以 BEP 化療方案為主（請參考第 75 頁生殖細胞癌 BEP 化學治療）。至於卵巢性腺基質癌的特點是發展很慢、發生率很低，預後也比較好。

局部性化療：動脈插管

　　動脈插管化療屬於局部性化學治療，主要是將藥物注射幫浦埋置在體內，或以矽管插在癌瘤的供血動脈中，可使藥物直接注入患處血管。

標靶治療

　　衛生福利部終於核准，讓標靶藥物血管新生抑制劑用於治療卵巢癌。劉文雄醫師表示，目前臨床研究已證實，抑制血管新生標靶藥 Bevacizumab，對於卵巢癌晚期的無疾病存活期具有延長的效用。因此，目前主要應用在第 3、4 期的卵巢癌病患，或是手術後有殘存癌細胞的患者身上。另外，亦可以當成復發性卵巢癌的第一線治療藥物。

　　但因為卵巢癌的標靶藥物沒有健保給付，鄭文芳醫師表示，Bevacizumab 的使用至少要連續 1 年時間，才有維持的作用，因此患者必須有心理準備，必須自費數十萬元進行治療。不過由於臨床研究顯示，Bevacizumab 雖有助於晚期病患存活，對於整體病患的存活期卻沒有延長的效果，因此兩位醫師都不建議第 1、2 期的早期卵巢癌患者使用。

　　鄭文芳醫師表示，化療通常會在開刀後的第 7 到 21 天進行，但因為 Bevacizumab 主要有抗血管新生的作用，因此也會抑制傷口及皮膚癒合，所以通常是在第 2 次化療、手術傷口已經癒合時才用藥。同時也要注意，因為 Bevacizumab 可能會造成少數患者發生腸道破裂的併發症，因此若患者復發且已經有腸道併發症時，比較不建議使用，必須經過詳細評估。

　　除了上述血管新生抑制劑的標靶藥物之外，劉文雄醫師表示，另一類

標靶藥物是阻截癌細胞獨有的生長訊號，作用機轉屬於 PARP(Poly ADP-Ribose Polymerase) 抑制劑，例如：Olaparib 在晚期卵巢癌治療時用於帶有 BRCA 基因突變的患者其治療成效優於 BRCA 基因未突變者，因為前述病人的癌細胞會依靠 PARP 來修補受損 DNA，PARP 抑制劑正好遏止這個修補訊號從而讓癌細胞凋亡。

卵巢癌個案首次接受治療之情形

申報治療方式 *	治療人數	百分比
手術治療	1,295	589.50
放射線治療	29	2.00
化學治療	1,090	75.33
荷爾蒙治療	12	0.83
標靶治療	48	3.32
緩和照護	83	5.74
未申報有治療紀錄	64	4.42

申報治療方式＊：每名個案所接受之治療方式均分別計數。
資料來源：《中華民國 103 年癌症登記報告》，衛生福利部國民健康署。

術後照護與復健

「不要不敢吃肉！」劉文雄醫師表示，有相當多的患者生病後什麼都不敢吃，但是手術或是化療、電療後細胞的修復都要營養，他對於多數癌症患者，在患癌與治療之後，選擇素食感到相當憂心。他提醒：「病患一定要有足夠的蛋白質，血紅素也一定要夠高，才能有體力對抗不同的治療挑戰。建議各種營養都要多多攝取，均衡的飲食才是抗癌良方。」

　　鄭文芳醫師也提醒，大家都知道「飲食要清淡比較健康」，但是對於癌症治療的患者來說，化療常會破壞味覺，清淡的食物食不下嚥，看到滷肉滷得很軟很香，但是一看肥肉多又鹹，就不敢吃。他建議患者，只要吃得下、喜歡吃就吃，重點是要吃得夠熱量和營養。

　　在治療期間，他建議可以一天吃 6 餐，但是要提醒的是，很多患者喜歡吃粥，但是化療中腸胃的胃酸分泌差、消化慢，吃粥容易消化不良或產生胃酸，因此建議寧可吃軟飯也不要吃粥。

　　另外，治療期間，化療藥中的太平洋紫杉醇，易因有神經毒而引起手腳麻木。鄭文芳醫師建議患者要多補充維他命 B 群。而化療及癌症本身易引起疲倦感，他提醒越疲倦越要運動，才能抵抗這種疲倦感，同時患者也不要自怨自艾待在家裡不運動，一定要增強自己的體適能，體適能越好，越能承受治療的挑戰、戰勝卵巢癌。

　　飲食也要注意不要吃太熱的食物，尤其是有使用長效型小紅莓藥物者，腸胃黏膜易受損、發炎，有這種情況可吃點冰涼食物比較好。另外還有手足紅腫的併發症狀，也要小心保養。

　　鄭文芳醫師鼓勵患者清晨和傍晚到戶外運動，運動可刺激腦內啡分泌，一來體力和精神都好，也不易有憂鬱的情緒。癌症治療最忌情緒憂鬱，目前醫學已經證實，保持正向的態度，有助對抗癌症。

　　有打 Bevacizumab 治療的患者也要注意血壓變化，臨床顯示 Bevacizumab 易誘發高血壓和蛋白尿，所以患者也要追蹤血壓的狀況。

開卵巢切忌採用微創手術

　　這幾年醫界非常推崇微創手術，不只是基於傷口美觀上的問題，最重要是切口小，傷口復原快，所以很多手術都會推行微創手術。但是鄭文芳醫師提醒，只要懷疑卵巢為惡性腫瘤，就不應該採用微創手術。在臺大醫院幾乎每個月、甚至每星期都會收到一例因為卵巢癌採取微創手術，引起醫用轉移[6]而需要補救的案例，其中部分還可能發生來不及搶救的憾事。

　　鄭文芳醫師說，腹腔鏡手術的特色是要打入二氧化碳，才能夠把腹腔撐開來進行手術，所以一旦腹腔有癌細胞，打入二氧化碳時，就可能把癌細胞打到腹腔各個部位，原來只是第 1 期的卵巢癌，只要一有腹腔轉移就變成第 3、第 4 期的晚期癌。

　　他建議，一旦懷疑卵巢為惡性腫瘤，應該要進行開腹手術，而且是要切直的開口，才夠大能看到腹腔內的全貌。因為進行卵巢癌手術時，醫師除了要眼看病灶以外，還要用手觸摸腹腔有無異常，並且要進行腹腔沖洗，把肉眼看不到的癌細胞沖洗出來，這都不是微創手術可以做到的。

　　微創手術的特點是傷口較小，雖然有醫師強調可以把卵巢病灶整個套

　　⑥ 指因醫療行為而造成癌細胞轉移，例如把罹癌的卵巢從腹腔鏡拖出來，造成腹部傷口感染等。

住，從 2 到 3 公分大的切口拖出來；然而，萬一手術中沒有套好而導致破掉，病灶就會流到腹腔或是肚皮，一旦有肚皮轉移，就是末期卵巢癌，得不償失。

　　鄭文芳醫師說，近年來非常盛行的達文西機器手臂手術，其實就是進階版的腹腔鏡手術。臨床上曾發現在卵巢癌的腹腔鏡手術、或是達文西機器手臂手術後，有腹腔壁切口癌細胞轉移的情況。因此只要卵巢開完刀發現是卵巢癌的患者，都需要重開手術再確定分期；而當初進行微創手術時的肚皮切口，也要再加大切除範圍，才能避免轉移；不久前就有一位年輕患者即使重新手術還是發生肚皮轉移，後來不幸去世。

　　鄭文芳醫師提醒，卵巢腫瘤不適合微創手術的另外一個原因是，約有 10%～ 15% 的患者，其實是其他癌症的轉移，一是乳癌、二是大腸癌、三是胃癌等，所以要先區分是轉移癌還是原發癌。另外甲狀腺癌、胰臟癌等也可能轉移卵巢，不建議先開刀，而要先看是不是轉移來的癌症，沒問題才可準備手術。

復發率高 仿照慢性病監控治療

　　除了發現時多為晚期，容易復發也是導致卵巢癌致死率高的主要原因。不只是晚期癌的復發率高達 6、7 成，甚至連第 1 期的早期卵巢癌，也有 2 到 3 成復發的風險。

　　卵巢癌的治療為避免有殘存的癌細胞，通常會建議手術加上化學治療，以確保病情獲得妥善控制。然而卵巢癌的復發率高，因此目前除了手術加上化療外，還會合併標靶藥物，讓復發率獲得更好的控制。也因為卵巢癌對化療的反應好，即使復發了，還是可以嘗試其他組合的化療，再加上以標靶藥物進行數回合療程，通常也可以再得到控制。

　　卵巢癌治療方式日新月異，未來更有效的標靶治療、免疫治療，將使得卵巢癌儼然成為一種慢性病。患者要有耐心配合醫師的治療及追蹤，在復發時及時再給予治療，即可延長存活期。

腸胃道症狀又來 當心復發徵兆

　　「怎麼又開始感覺脹氣？」劉文雄醫師提醒，如果治療後又出現腸胃道症狀，很可能是復發的徵兆。他就有患者每 3 個月定期追蹤檢查，連續 2 年都很好，各種指數都正常，但卻出現了腸胃症狀，原來就是復發了。

　　其他可以做為偵測是否復發的，也包括利用抽血偵測腫瘤標記，例如 CA125、CA199 等，尤其是如果治療前某些腫瘤標記數值很高，但是手術或化療後都降低了，日後就可以利用這些指數進行判斷。另外，因為復發的部位通常也在腹腔，因此追蹤期間應進行腹腔超音波檢查，如果有異常

再加做電腦斷層掃描，也有助於及早偵測。

哪些方法可以預防卵巢癌？

避孕藥有助預防卵巢癌

目前確知可以保護卵巢的方式，是服用避孕藥。劉文雄醫師表示，避孕藥可以讓卵巢長期處於休息的狀態，研究證實，服用避孕藥 3 年至 5 年的時間，有助於降低卵巢癌 4 到 5 成的風險。而現在的避孕藥除了動情素以外，同時含有黃體素可以保護子宮，因此也能降低子宮內膜癌的風險。

而在此同時，人們也擔心服用避孕藥可能提高乳癌的風險。但是避孕藥對乳房的風險，通常要服用 8 到 10 年以上，才會微幅上升，因此服用避孕藥 3 到 5 年，其實是頗為安全的。

預防性切除輸卵管繖部

劉文雄醫師表示，現在最新的觀念認為，卵巢在形成成熟卵泡時，破卵本身就是個致癌風險，因為卵巢癌以占所有患者 5 成的「漿液性卵巢癌」為多數，排卵會產生有致癌性的濾泡液，具有促使卵巢發生漿液性卵巢癌病變的作用；而最新研究發現，這些有致癌風險的濾泡液，主要會侵害輸卵管的繖部。目前很多研究指出，約有 5 ～ 6 成的卵巢上皮細胞癌，原發部位就是來自輸卵管繖部。因此現代醫學界建議，若婦女完成生育的階段，倘若有卵巢或子宮疾患需要進行婦科手術時，可以進行預防性的輸卵管切除；切除輸卵管不會影響卵巢分泌荷爾蒙的功能，又可以預防卵巢癌風險。

第 3 章

子宮內膜癌
（子宮體癌）
Endometrial cancer
（Uterine cancer）

—— 女性生殖道癌發生率第一 ——

10年、20年前，「子宮內膜癌」（又稱「子宮體癌」或「子宮癌」）
這個病名，問10個臺灣人，可能會有11個人不知道，
多的那一位，是誤認為子宮頸癌。
曾幾何時，本來罕見的子宮內膜癌發生率已經超過子宮頸癌，
躍升婦女生殖道癌發生率的第1位！
所幸子宮內膜癌早期症狀明顯，多數患者都來得及治療，
早期子宮內膜癌甚至還有機會保留子宮，到生完小孩再治療。

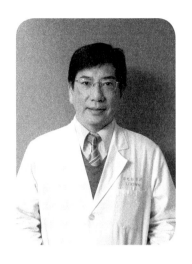

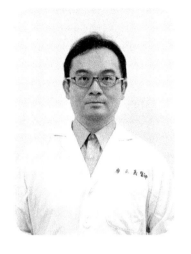

張 廷 彰
醫師

長庚大學醫學院教授
長庚紀念醫院婦產部部主任
臺灣精準醫學學會理事長

廖 正 義
醫師

高雄榮民總醫院婦女醫學部主治醫師

專長

婦科腫瘤的預防與診療
婦科腫瘤的分子診斷
臨床試驗及標準治療失效後的嘗試性治療

學歷

* 中國醫藥學院醫學系
* 美國哈佛大學公衛碩士

經歷

* 臺灣婦癌醫學會理事長
* 臺灣癌症登記學會理事長

專長

婦科癌症篩檢、診斷、治療與追蹤，
達文西機器手臂手術、腹腔鏡手術，
子宮鏡手術、一般婦科、更年期照護

學歷

* 陽明大學醫學院醫學系

經歷

* 高雄榮總婦產部主治醫師
* 嘉義榮民醫院婦產科主治醫師
* 阮綜合醫院婦產科主治醫師
* 加州大學舊金山分校婦癌科訪問學者

一位 30 歲出頭的年輕太太，是多囊性卵巢的體質，本來月經就不是很準，也正接受不孕治療。最近 2 個月的來經出現間斷出血，持續好幾天後，她決定到住家附近的婦產科診所就醫。醫師在超音波檢查下發現子宮內膜增厚，之後以子宮鏡再次檢查，發現她的子宮內膜不規則增厚，表面出現不正常血管，經由切片檢查，確定是分化良好的子宮內膜癌。

正準備生小孩的她，若立刻接受手術治療切除子宮，生孩子的期待便付諸東流了。

幸好長庚紀念醫院婦產部部主任張廷彰醫師告訴她，她的子宮內膜癌比較像是發展緩慢的癌症，如果想生育，建議她可以嘗試藉由黃體素改善子宮內膜的癌變，在密切的追蹤觀察下，有機會將子宮留下來。

這位年輕太太治療幾個月後，發現子宮內膜癌症病灶真的不見了！在治療 1 年多後，成功藉由試管嬰兒，順利生下健康的寶寶。

　　雖然她的子宮內膜組織型態上已經恢復正常，但是仍有相當高的機會發生癌變。醫生建議她在完成生育後，就進行子宮切除。沒想到她竟然說，還想等再生 1 個寶寶再處理。

　　張廷彰醫師說，其實醫療團隊當時有點擔心，她若還要生第 2 個寶寶，拖太久可能影響後續的健康問題，也建議患者多多考慮延後治療的風險性。沒想到她竟然在自然懷孕下，又順利生下第 2 個寶寶！這下她才心滿意足地返回醫院，接受後續的子宮切除手術。目前在持續追蹤檢查下，她的健康狀況都維持良好，沒有復發的狀況。

　　張廷彰醫師說，子宮內膜癌其實如果及早治療，和其他的婦癌比起來，結果相對良好；但是若拖延不進行檢查及治療，還是可能會惡化。所以重點是發現有異常出血，一定要就醫檢查，才能給自己完全痊癒的機會。

子宮內膜癌躍升第 1 大婦癌

可能大家都還停留在「子宮頸癌是最常見的婦女生殖癌」的印象中，然依據全國癌症登記年報，自 2010 年起，臺灣的子宮內膜癌新發生個案數已經超越子宮頸癌，成為發生率最高的婦女生殖癌第 1 位。2014 年臺灣子宮體癌的發生人數為 2,257 人，如果以全國的女性總人口計算，當年每 10 萬人有 19.23 人發生。

張廷彰醫師表示，20 年前子宮內膜癌還是罕見的婦癌，但是自 2003 年到 2013 年的 10 年間，粗發生率[1]卻成長了 134%。相對的，在國民健康署大力推廣子宮頸抹片篩檢後，子宮頸的病變多在轉變成侵襲癌時就被發現，侵襲癌自 1998 年的 2,796 人降為 2014 年的 1,452 人，二者的消長也反應出國民生活型態的西化。

子宮內膜癌的成因

8 成為內膜樣腺癌 預後較好

子宮內膜癌的病理組織型態分為第 1 型及第 2 型，兩型的發病原因不同，治療後的預後也不盡相同。

第 1 型主要病理型態為子宮內膜樣腺癌（Endometrioid Adenocarcinoma），約占了所有子宮內膜癌的 8 成。它的病程發展較慢、預後較好，5 年存活率達 81%，少部分患者會同時合併有腺體細胞和鱗狀細胞的惡性病變，稱為腺性鱗狀細胞癌（Adenosquamous Carcinoma）。

---

[1] 資料來源：衛生福利部國民健康署線上互動查詢系統。粗發生率＝（某特定癌症新診斷或死亡人數 ÷ 總人口數）×100,000 人。子宮體癌粗發生率，2003 年為 7.35%，2013 年為 17.20%。子宮頸癌粗發生率，2003 年為 18.91%，2013 年為 13.51%。

　　乳頭狀漿液性癌（Papillary Serous Adenocarcinoma）和亮細胞癌
（Clear Cell Carcinoma），兩者是第 2 型子宮內膜癌主要的組織型態，此
型的癌細胞分化程度較差[2]、癌細胞轉移機率高、預後也比較差。另外還有
黏液性腺癌、未分化癌等，但是較為少見。

　　雖然致癌的病理因素尚不明朗，但根據許多流行病學的研究，已知其
與下面這些因子有明顯相關：

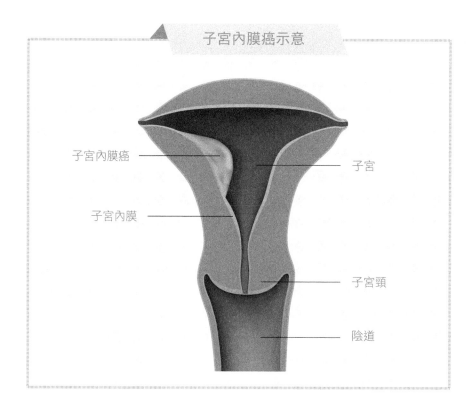

子宮內膜癌示意

子宮內膜癌

子宮內膜

子宮

子宮頸

陰道

<hr>

[2] 細胞形成時有其分化的功能，可以分化成為各種細胞，如果細胞分化的程度低，表示惡性度高；分化得比較
　　好，惡性就比較低。

少生、不生

　　為什麼本來臺灣罕見的子宮內膜癌，在短短不到 20 年間卻像搭直升機一樣，發生率直線上升？張廷彰醫師指出，可能相關的因子為少子化因素。臺灣是全球少子化最嚴重的國家，出生率比世界衛生組織統計最低的韓國還低。而女性的月經週期，即為子宮內膜逐月不間斷的從增殖（增生期）、成熟（分泌期）、剝落（月經來潮），再增殖、成熟的過程，月復一月的反覆進行。唯在懷孕期間，得以暫時中止，於是若一輩子都沒有懷孕，長期下來，細胞的分裂難免忙中有錯，子宮內膜腺體發生異常的機率就會越來越高。

飲食西化

　　第二是飲食西化，不只外來的西式速食連鎖，包括臺灣小吃鹽酥雞、鹽酥青菜等，樣樣都是油炸食品，每片雞排一家比一家還要大，有的還裹上金黃麵衣，熱量一樣比一樣驚人。高雄榮民總醫院婦女醫學部主治醫師廖正義也說，臺灣不管到哪裡，滿街都是速食店、路邊油炸小吃、擺滿零食的超商，每個人隨時都可以買到各種零食，即使不餓也照吃不誤，人口肥胖問題也就越來越嚴重。飲食習慣導致肥胖，進而增加各種罹癌機率，其中子宮內膜癌和肥胖也有密切關係。

脂肪會轉化、分泌壞的雌激素

　　廖正義醫師說明，人體內除了卵巢會製造荷爾蒙、腎上腺會分泌雄性荷爾蒙外，人體的脂肪也會幫忙將腎上腺分泌的雄性荷爾蒙變化成雌激素。少量脂肪轉化的雌激素，對停經後卵巢失去分泌荷爾蒙作用的女性有益，然而一旦產生過多，便容易過度刺激女性的乳房、子宮內膜等器官，這即為肥胖者容易有乳癌或子宮內膜癌上身的原因之一。

無所不在的環境荷爾蒙

　　除了自己體內分泌的荷爾蒙，張廷彰醫師提醒，婦女天天都在增加自己吸收環境荷爾蒙的機率。舉例來說，曾有新聞說臺灣人每天吃掉疊起來有 101 大樓這麼高的雞排；現在的雞 63 天就可以養大宰殺，雞油不但是脂肪，又特別容易殘留牠們從飼料吃進的荷爾蒙，臺灣人又偏偏愛吃雞皮，不知不覺就從食物中吃進了很多環境荷爾蒙。

　　張廷彰醫師也從他親眼所見提出警示：有次他回家經過收攤的夜市，攤商把賣剩還熱騰騰的含湯食物，從大鍋中倒入大塑膠袋裡貯藏；另外，也有很多攤商為了省事，在美耐皿餐盤上包了一層塑膠袋後，再把各種油

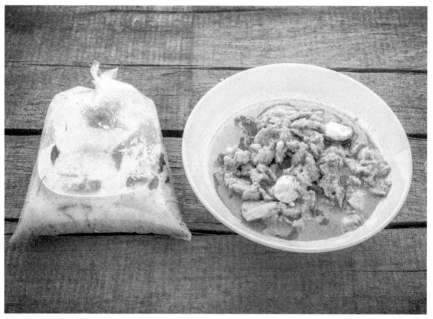

塑化劑和內膜癌有很大的關係，我們應禁絕使用塑膠袋盛裝食物，避免在吃下美食的同時，連同癌症一起下肚。

炸或熱食盛裝拿給客人，我們吃進的路邊銅板美食中，每一口都不曉得含有多少塑化劑。

　　塑化劑到人體內，會轉化成各種干擾人體的荷爾蒙。張廷彰醫師說，2011 年國家衛生研究院環衛研究組研究員王淑麗博士，從一般人的尿液中進行抽驗的研究發現，國人尿液中塑化劑 DEHP（鄰苯二甲酸二辛酯，一種常見塑化劑）的代謝濃度，較德國超出 2 到 3 倍，較美國人超出 1.5 到 4 倍，顯見國人的日常生活受塑化劑侵蝕有多嚴重。塑化劑和內膜癌有很大的關係，在臺灣，塑膠製品無所不在，他建議民眾要防婦癌，最好要禁絕塑膠袋用在食物上，減少塑膠袋的使用。

　　除了不小心吃進肚子裡的荷爾蒙，廖正義醫師補充說明，有些荷爾蒙其實還是婦女自己找來吃的。他提醒，臺灣女性的子宮內膜癌發生率於停經前後大幅增加至高峰。其原因為，進入更年期的婦女經常為了愛美「凍齡」，找蜂王乳、大豆異黃酮等來吃，此些營養品也都含有荷爾蒙。此外，還有很多女生喜歡吃「雞佛」，也就是雞睪丸，或是其他動物的器官。雖然大多屬於雄性，但到了體內便會轉化成雌激素，如果為了變漂亮吃太多，都會成為對器官產生刺激的外來雌激素來源，愛美最終會付出代價

基因突變

　　子宮內膜癌的第 2 個高峰期，是 70 歲以後。廖正義醫師說，子宮內膜癌有多種型態，如果和雌激素有關的，稱為第 1 型（type I）子宮內膜癌，約占所有內膜癌的 9 成，而和雌激素較無直接關係，則是第 2 型（type II）子宮內膜癌。70 歲以後女性所患的內膜癌多半屬第 2 型，主要原因研判和基因突變有關，而「第 2 型內膜癌被發現時通常都不是早期！」廖正

義醫師説，相較於第 1 型內膜癌被發現時多為早期來説，第 2 型的預後通常比較不好。

　　基因突變可能是與生俱來的，也可能是後天才變化的，患有 Lynch 氏症（HNPCC 遺傳性非瘜肉症結直腸癌）的病人較易發生子宮內膜癌，但目前並無國內本土的基因庫資料與標準化的檢測技術可協助患者進一步了解，期待未來利用臺灣婦女癌症生物資料庫的研究資料與國外的研究成果，可以進一步提供個人化的治療建議與後代的預防方法。

老化現象

　　「癌症是一種老化的過程。」廖正義醫師説，醫界發現，隨著細胞老化，細胞更新分裂時容易出錯，當累積錯誤夠多時，便會導致細胞功能日益低下且修復力減弱，恐病變成為癌細胞。老化成為細胞分裂出差錯的一

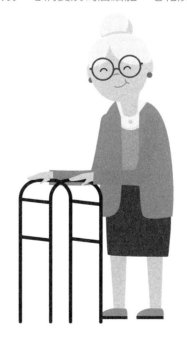

個因素，這就是癌症特別容易發生在老年人的原因之一。遺憾的是，癌細胞一旦生成，便不會自然凋亡了。

子宮內膜癌的高危險群

廖正義醫師說，子宮內膜主要的功能是孕育生命，女性每個月分泌雌激素，刺激子宮內膜開始增厚，為受精卵著床做準備。受精卵著床後，卵巢分泌的黃體素會進一步調理子宮內膜來協助受精卵的發育，如果子宮內膜沒有接收到受精卵著床，子宮內膜就會剝落，形成所謂的月經，然後再重新開始。

這種剝落過程，可以穩定內膜不致過度增生變厚。然而，不生育或生育少的女性，因為沒有孕期和哺乳期，讓子宮內膜得以休息，子宮內膜每個月持續做工，就容易使得內膜發生病變的機率變高。

月經週期都很正常的婦女，若每個月黃體素都有正常發揮作用，促使內膜產生週期性剝落，那麼風險就會比較小。子宮內膜癌的高危險群如下：

多囊性卵巢症候群患者

在 40 歲以下的內膜癌患者中，約有 2 成的患者罹患多囊卵巢症候群（Polycystic Ovary Syndrome）。這類婦女的卵子留在濾泡的時間持續較久，經常無法使卵子成熟排出，使子宮內膜經常處在雌激素刺激之下，缺乏黃體素調節，導致子宮內膜無法週期性脫落，致使子宮內膜持續增生、變厚，久而久之易發生病變。據統計顯示，罹患多囊性卵巢症候群的女性，未來發生子宮內膜癌的風險，是月經正常者的 4 倍。

有大腸癌、內膜癌及乳癌家族病史者

　　張廷彰醫師提醒，有癌症家族病史的女性，特別容易發生子宮內膜癌，例如有遺傳性非息肉大腸癌家族病史的女性成員，其發生的第 1 個癌症的部位往往不是大腸，而有 5 成是發生在子宮內膜。其他有子宮內膜癌家族病史和某些乳癌基因者，也都是子宮內膜癌的高危險群，有家族病史的女性應多加注意。

乳癌治療的患者

　　乳癌病患常用的一種藥「泰莫西芬」（Tamoxifen），具有抗雌激素的作用，可以降低乳癌復發的機率。但是泰莫西芬對子宮內膜具有微弱類似雌激素的作用，會刺激子宮內膜增生，因此廖正義醫師提醒，有使用泰莫西芬輔助治療的乳癌患者，也要定期追蹤子宮內膜狀況，如果有不正常出血時，更要特別注意。

肥胖婦女

　　張廷彰醫師指出，肥胖婦女發生子宮內膜癌的風險，是一般正常體重婦女的 2.9 倍。他找出該院子宮內膜癌患者的統計分析指出，較年輕的子宮內膜癌患者確實都偏向肥胖，其中 3 成以上 BMI（身體質量指數）都超過 30。

　　廖正義醫師提醒肥胖婦女一定要減肥，無論從臨床上或是統計數據都顯示，絕大多數第 1 型內膜癌的患者都有過重的問題。如前所述，肥胖婦女脂肪會轉化出較多的雌激素，容易對子宮內膜、乳房等器官造成刺激。婦女更年期後更應該把體重控制在正常範圍內，以增加自我保護的作用。

症狀

任何不正常出血都要小心

　　子宮內膜癌躍升為臺灣婦女生殖癌發生率第 1 名，但死亡率排名其實卻相當低，原因在於子宮內膜癌很容易出現症狀，以「異常出血」為最主要的症狀。張廷彰醫師表示，約 9 成患者會有異常出血的情形，其中停經婦女出血的特色就是月經來潮時，總是滴滴答答拖很久都不停，或是月經量突然變很多。

　　張廷彰提醒，異常出血是跟自己比較，如果月經來潮的狀態改變，就是一種警訊，最好就醫檢查；而停經後的女性本來就不應該出血，所以任何的出血都是不正常出血，都一定要即時就醫。

分泌物增加

　　廖正義醫師指出，除了出血外，有些患者的症狀則是分泌物的增加，或是有異常味道的分泌物。多數因分泌物異常來院求診的患者是以感染造成居多，但有少數患者會有持續的異常分泌物，若經治療後症狀無法改善，則須考慮是否有其他病灶，如子宮內膜病變的可能。另外，有時於例行的抹片檢查中，也可能意外發現異常子宮內膜細胞，而診斷出子宮內膜癌，所以建議女性朋友都應定期接受子宮頸抹片檢查。

易飽足、腸胃不適卻查不出問題

　　「女性如果一吃東西很快就感覺飽了，或者感覺消化不良，去腸胃科檢查卻沒有問題，那就要留意是否有子宮內膜的問題！」廖正義醫師說，第 2 型子宮內膜癌的患者比較容易有腸胃症狀，所以如果經常沒吃多少就

覺得飽、食慾不好，除了看腸胃科，最好也要到婦科檢查一下，因為包括
子宮內膜癌以及卵巢癌進展至晚期時，常會產生大量腹水，進而壓迫腸胃
道，造成食慾不振或胃口不佳等腸胃症狀。

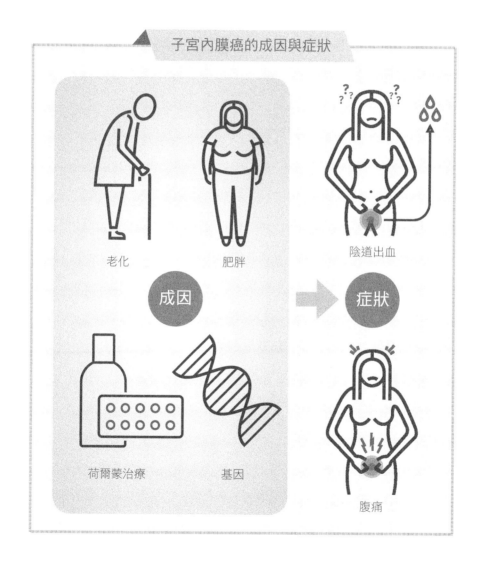

子宮內膜癌的成因與症狀

老化　　　　肥胖　　　　　　陰道出血

成因　　→　症狀

荷爾蒙治療　　基因　　　　　腹痛

晚期症狀：下腹或腰骶部疼痛、消瘦、貧血

在未停經的患者中，因為有不正常出血，有些患者會誤以為自己只是「亂經」。臨床上就有許多患者，在發現有內膜癌之前，已經為了「亂經」而治療多年。當內膜癌已然惡化，子宮腔此時若有蓄膿現象，則可能引起下腹脹痛；若晚期腫瘤增加進而壓迫到神經，還可能轉為下腹或後腰骶部疼痛；再進一步惡化，便會出現消瘦、貧血等各種症狀，但這些都已是晚期的症狀了。

檢查方法

從子宮頸抹片檢測細胞基因

2016 年雙和醫院發表在《臨床癌症研究期刊》（Clinical Cancer Research）中的研究論文指出，雙和醫院運用全球最大子宮內膜癌基因資料庫，從 180 個子宮內膜癌的基因中找出 BHLHE22、CDO1、CELF4 等 3 個基因，利用這 3 個基因的特性，可以從婦女的子宮頸抹片細胞中，檢測出子宮內膜是否發生癌變。

只要在婦女的子宮頸抹片細胞中，檢測出 3 種中的其中 2 種基因有癌變的潛在特性，其罹患子宮內膜癌的風險將會是一般人的 236 倍！這個檢測方法的準確度高達 95%，若未來能把基因檢測加入抹片檢查，或許不僅能於早期偵測子宮頸癌外，也能檢測內膜癌。

超音波檢查

張廷彰醫師表示，超音波是子宮內膜癌很好的檢查工具，臺灣子宮內膜癌的第 1 個高峰是 52 歲，此族群以第 1 型子宮內膜癌為主。這時婦女

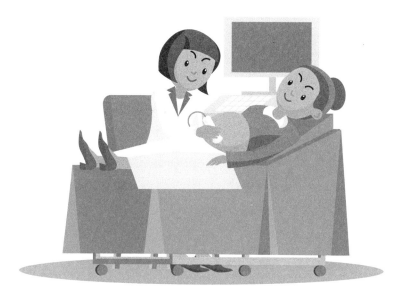

超音波是檢查子宮內膜癌最好的工具之一。

多半已經停經，停經後的子宮壁通常很薄，一旦超音波檢查顯示子宮內膜變厚，那就要小心了。至於尚未停經的女性，若子宮內膜也發現持續增生的狀況，當然也是警訊，必須格外注意。

而第 2 型子宮內膜癌的好發時期，平均比第 1 型患者晚 10 歲。其特性是，大部分的子宮內膜已萎縮，但是若有少部分出現增生現象，也應該特別注意。

子宮內膜取樣

廖正義醫師表示，當婦女有不正常出血症狀，經超音波檢查發現內膜異常時，必須高度懷疑子宮內膜病變的風險。進一步檢查的方式有 2 種，一種是使用取樣棒進到子宮內膜取樣，第 2 則是採用傳統的子宮內膜刮搔

術刮除增生內膜，這樣可以取得更多的子宮內膜，以免取樣棒的採樣不足，同時對於子宮持續出血者也有止血作用。

子宮內膜取樣通常不需要麻醉，而是利用特製的子宮腔吸管放到子宮腔裡面，再用吸引器吸取子宮內膜的部分組織，由病理室進行分析檢查，通常可以在門診進行。然而，由於有可能沒有取到足夠的檢體，所以準確性只能達 90%。一般是在患者經過超音波檢查後，發現子宮內膜厚度異常時，用來做為篩檢之用；要確診還必須配合其他檢查。

子宮內膜刮搔術

子宮刮搔術的英文名稱為 Dilation and Curettage（D&C），意指「擴張和搔刮」，擴張是指擴張子宮頸，進而放入器械到子宮腔內做搔刮組織的動作，取得組織標本以後送往檢查。

做子宮刮搔術需要進行全身麻醉，一般是採取點滴麻醉的方式，讓患者睡著後進行，所以術前患者要禁食 6 到 8 小時。術前的前一天，醫師可能會先在患者子宮頸放入可以軟化及擴張子宮頸的栓劑。手術後通常在恢復室觀察大約 2、3 個小時就可以回家，但最好能有親人朋友陪同。

進行子宮刮搔術時，婦女需將腿跨在腳架上，並使用固定擴張器讓陰道內子宮頸擴張，先使用採檢拭棒，採檢子宮頸的分泌物，再使用「刮宮器」刮除子宮內膜，收集的內膜送病理室進行檢查。

手術完成後 1、2 天後就可以恢復正常活動。1 週內可能會有陰道出血的症狀，如果有出血量太大、發燒、陰道有惡臭分泌物或是下腹部疼痛等

症狀時，宜就醫檢查；此外，術後 2 週內不能從事性行為。

手術後，子宮內膜會重新生成；至於月經週期何時會規則，則不一定。然而，此時子宮頸會較為開啟，容易受到外來病菌的感染，因此盡量不要放置東西進入陰道，以免感染，至於何時能夠回復性生活或是使用陰道內衛生棉，則需要進一步詢問醫師意見。

子宮鏡檢查可達子宮腔內部的內膜

如果高度懷疑受檢者的子宮內膜有病變，但是取樣棒和子宮內膜刮搔的檢體無法檢出時，醫師就會採用子宮鏡進行檢查，子宮鏡檢查可以更直接看到內膜的狀況，發現可疑的部位也可以直接採樣。若癌細胞位於較內部的子宮腔，子宮鏡也可以檢查出來。

子宮鏡檢查可以在門診進行，檢查時幾乎沒有疼痛感，所以通常不用麻醉。醫師會用 3 ～ 4mm 的細小鏡頭伸到子宮腔內檢查，5 ～ 10 分鐘就能檢查完畢；若發現病灶而需進一步取樣時，則需麻醉以減少不適感。

腹部核磁共振 判斷可能期別

一旦確定為內膜癌，標準的檢查是再結合腹部核磁共振檢查，以確認內膜癌細胞侵入的子宮肌層深度。如果是早期的子宮內膜癌，會進行分期手術，先切除子宮並進一步化驗，以確定期別。如果檢查時已經發現轉移，可能再追加化學治療或是其他的治療。

內膜癌的診斷

癌前病變

　　不只子宮頸癌有癌前病變，子宮內膜癌也有癌前病變。張廷彰醫師提醒，如果檢查發現子宮內膜增生，就要注意可能有子宮內膜癌前病變的風險，必須持續追蹤。

　　不過，子宮內膜增生並不全然意味著罹患癌症，事實上子宮也可能自己回復到正常的組織型態，但是若有一部分的子宮內膜發生增生現象，則有較高的致癌風險，因此被認為是子宮內膜的癌前病變。

　　子宮內膜增生大略分成 4 種類型，第 1 種是單純增生，張廷彰醫師解釋，單純增生過去稱為輕度增生或囊性增生，通常是因為在高雌激素的狀態下形成，細胞沒有異型性的變化。

　　常見在無排卵的月經，腺體數量增加，某些腺體擴張成小囊，細胞型態和排列與正常增生期的子宮內膜相似，通常只要用藥促使正常排卵即可回復，一般認為不會發展為癌症。

　　第 2 種是複雜增生型，複雜增生型過去稱為腺瘤型增生，腺體明顯增生，結構顯得擁擠、複雜且不規則，但細胞也是無異型性，只有腺腔內呈乳頭狀或是向細胞間質內長出芽樣的生長，內膜間質明顯減少，複雜性增生也可能會走向非典型增生，因此致癌性為 3％。

　　第 3 種是非典型增生（或稱單純異型），致癌風險約為 8％；第 4 種是非典型複雜增生（或稱複雜異型）。非典型增生通常是複雜性增生後變

異成上皮細胞異型性發展，細胞體積增大，細胞核變大，可分為輕、中、重度，重度非典型增生和子宮內膜癌較難鑑別，約有 29% 可能變成腺癌。

有一些案例發現子宮搔括時可能沒搔括出足夠的檢體，所以沒有診斷出內膜癌，但在切除子宮進行檢體檢查時，才發現確實為內膜癌，因此若評估致癌風險大於 10%，會建議進行治療。

內膜癌的分期

8 成以上患者在第 1 期就發現

子宮內膜癌如何分期？廖正義醫師說，子宮內膜癌是採取「手術分期」，也就是在為患者開完刀、化驗後才知道期別，之後再依照期別和危險因素，去追加化學治療或是放射治療。

張廷彰醫師指出，子宮內膜癌分為 1 到 4 期（Ⅰ、Ⅱ、Ⅲ、Ⅳ），每期又可分為 A、B 或 A、B、C 期，而 8 成以上的患者，在第 I 期時就發現。

子宮內膜癌除了以侵犯部位做分期外，癌症的組織分級，對於治療的方式及預後也有影響，依癌細胞的不同有不同的組織分級，子宮內膜樣癌（Endometrioid adenocarcinoma）一般分為 3 級：組織分級 1 級為高分化癌；組織分級 2 級為中分化癌；組織分級 3 級為低分化癌。

組織分級分化越良好，預後越好，若診斷為 IA 期且組織分級 1 級或 2 級，即腫瘤局限於子宮底、無淋巴或血管內浸潤、無淋巴結轉移，則通常手術後無需再進一步化療或放射治療。

若是診斷為 I 期、II 期，意即病灶無淋巴或血管內浸潤，也無淋巴結轉移。至於手術後是否要做進一步治療，醫界沒有定論，但是多數建議追加放射治療。若組織分級為第 3 級、III 期和 IVA 期，則建議術後要進一步治療。過去的建議是放射治療，不過張廷彰醫師說，這幾年臨床上及研究分析認為，化學治療對遠端轉移的病灶較有效，所以現在認為對於比較晚期的子宮內膜癌患者來說，化學治療比放射治療更重要。

國際婦產科聯盟（FIGO）對子宮內膜癌的建議分期及 5 年存活率

分期	病灶定義	5 年存活率
第 I 期	指腫瘤仍局限在於子宮體內	
I A 期	腫瘤侷限於子宮內膜或侵及子宮肌層的內 1/2（小於 1/2）	90%～91%
I B 期	腫瘤侵及子宮肌層的外 1/2（大於或等於 1/2）	83%～88%
第 II 期	腫瘤侵及宮頸基質（基底細胞）	
第 III 期	腫瘤已經擴散到子宮以外	
III A 期	腫瘤侵犯到子宮漿膜（即子宮外膜）或附件	60%
III B 期	腫瘤侵犯到陰道或子宮旁結締組織	41%
III C 期	骨盆腔或腹主動脈旁淋巴結有轉移	32%
第 IV 期	腫瘤侵犯到膀胱、腸、骨盆腔外組織	
IV A 期	腫瘤侵犯到膀胱或腸	20%
IV B 期	腫瘤已經發生腹腔內或腹股溝淋巴結轉移的遠端轉移	5%

資料來源：國際婦產科聯盟（FIGO）　審訂：廖正義醫師

手術治療

　　子宮內膜癌的標準分期手術,至少應包括初步的外科探查,收集沖洗腹腔時的組織液進行細胞學檢查、腹內疑似病灶切除,及筋膜外全子宮切除[3]、兩側卵巢輸卵管切除、骨盆腔與主動脈旁淋巴結和網膜的取樣切除。再根據所取的這些檢體進行分析及癌症分期,包括切開子宮體檢視子宮肌層(子宮的平滑肌)受侵犯的狀況,配合肉眼檢視判斷,並經由冷凍切片檢驗確切受侵犯的深度。如果子宮肌層受侵犯深度超過 1/2 以上,則必須完整摘除骨盆腔和主動脈旁的淋巴結。

腹腔鏡與達文西機器手臂手術

　　張廷彰醫師和廖正義醫師均表示,目前多採用腹腔微創手術來進行,相較於傳統開腹手術,具有恢復快速及縮短住院天數、術後品質較好等優

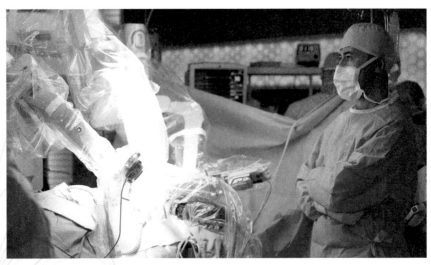

採取達文西機器手臂進行手術,可以減少傳統術後的傷口感染。

　[3] 請參考第 1 章,p.40。

點，尤其惡性度較低的第 1 型子宮內膜癌，只要能夠切下子宮等患部，將切除的組織完整包裝後，即可經由陰道取出，這都可以微創手術來進行。如果需要解剖子宮才能取出，或是做腹腔鏡觀察時發現子宮肌層侵犯很深，或已有淋巴腫大，則要改採傳統開腹手術才安全，也才能完整清除病灶。

廖正義醫師表示，特別是許多內膜癌患者普遍肥胖，採用傳統開腹手術難度較高，且因脂肪層肥厚，開腹手術後傷口癒合會較差，因此更適合採用達文西機器手臂進行手術。此種作法除了可以更輕易完成分期手術，也可以減少傳統術後傷口的感染；不過，達文西機器手臂手術目前沒有健保給付，必須先考慮一下自己的經濟狀況。

前哨淋巴結的偵測與摘除

有關淋巴結摘除方面，廖正義醫師表示，目前醫界對於淋巴結摘取的數目多寡有不同的見解，一般對比較後期、或是組織分化程度較差、惡性

何謂前哨淋巴？

前哨淋巴結（Sentinel Lymph Node）指的是該部位的淋巴路徑中，淋巴引流時第 1 個經過的淋巴結，可能是 1 個，也可能是由十幾個形成第 1 層淋巴結。

因為這個淋巴結是該部位淋巴迴流時經過的第 1 個淋巴結，如果有癌細胞擴散往外感染，首先就會感染這個淋巴結；如果第 1 個淋巴結沒有感染，表示後面的淋巴結也沒有被擴散感染，所以被認為像哨兵一樣，可以偵測淋巴結擴散的程度。

通常會使用染劑來標定第 1 個淋巴結，手術中只要取第 1 個或前 2、3 個淋巴結進行檢測，倘若沒有擴散轉移，就不需要進行淋巴摘除，如果有感染，再視感染狀況摘取局部淋巴結或是全部摘除。

度較高的內膜癌患者，做完整淋巴結摘除，對延長存活期有明顯的幫助。但是淋巴摘取越多，可能會有較多後遺症，譬如淋巴囊腫、淋巴水腫等問題，所以對於早期及低危險病例是否要完整摘取淋巴結，仍有討論空間。

卵巢及輸卵管切除評估

兩側卵巢及輸卵管切除，也是子宮內膜癌分期手術中的一部分，對於好發於更年期及停經婦女的內膜癌病患，切除卵巢並不會造成太大的影響，因此對於 45 歲以上患者的標準治療，大多同時切除輸卵管及卵巢。

但是對於 40 歲以下的病患來說，切除卵巢將影響荷爾蒙分泌，易引起骨質疏鬆及心血管疾病等許多問題，且有多項大型研究指出，保留卵巢並不影響早期內膜癌患者的存活率，張廷彰醫師表示，因此對於 40 歲以下的婦女，目前認為可以保留卵巢，但仍要切除輸卵管。

張廷彰醫師表示，5%～ 15%的內膜癌患者，可能在手術時或手術後的若干年後發現卵巢癌轉移，因此建議保留卵巢的患者，每半年必須檢查一次，等到停經之後，仍建議摘除卵巢以防復發。

倘若子宮內膜癌的患者同時有巧克力囊腫，正常內膜細胞寄生在卵巢，可能形成良性的巧克力囊腫；若是由異常的內膜細胞所產生的巧克力囊腫，則有 1%到 2%的機率可能形成亮細胞癌（或稱透明細胞癌）。這是一種侵襲性很強的癌症，癌細胞可能經由輸卵管侵犯卵巢，因此建議同時有巧克力囊腫的患者，最好一併切除卵巢比較保險。

早期子宮內膜癌的子宮保留療法

　　雖然國內的子宮內膜癌好發於 52 歲左右的停經婦女，但是仍有為數不少的年輕病患，其中不乏想保留生育功能的婦女。張廷彰醫師說，目前約有 10％的 40 歲以下子宮內膜癌患者，選擇採取保留子宮的療法。

　　保留子宮的治療主要是採用高劑量黃體素來改變子宮內膜，並配合治療多囊性卵巢的降血糖藥物共同進行控制，目前臨床上發現該藥不僅有助改變子宮內膜，也有助促進排卵的作用，但患者必須先請放射科進行檢查，確認病灶是尚未侵犯子宮肌層的早期內膜癌。

　　還要注意的是，接受子宮保留療法的患者，必須每個月進行子宮內膜構造的檢查。張廷彰醫師說，在長庚醫院進行的 37 個病例追蹤中，其中 30 例對黃體酮[4]有反應，並有 15 例復發。復發中的患者中，有 8 人進行再一次療程，當中 6 人的子宮內膜病變，成功得到控制。這也顯示，即使黃體酮控制成功，仍有可能復發，所以無論患者子宮內膜是否已經完全看不到癌細胞，生產完還是建議將切除子宮。

　　張廷彰醫師補充，在這批 37 位接受保留子宮治療的內膜癌年輕患者中，有 4 人已經成功生育。子宮內膜癌是一個很特別的癌症，患者只要及早治療，即使很年輕還未完成生育，仍有機會保留子宮，等生完小孩再來做完整治療，所以女性朋友絕對不要忽略任何的疾病徵兆。

[4] 詳見本章第 4 節，p.113。

放射治療

手術後是否要進行後續放射治療，要從患者的復發風險來評估，評估的危險因子標準包括：年齡大於 60 歲、組織分級細胞分化不良、癌細胞侵襲子宮肌層深度達到或超過 1/2、淋巴管及血管受腫瘤侵犯、子宮頸基質受到侵犯，以上危險因子超過 2 項者，即建議進行放射治療。

不過目前對於體外大範圍的骨盆腔放射治療方式，認為可能容易引起急慢性的後遺症。例如：急性可能引起局部如同燙傷的疼痛等副作用，慢性則是因為對局部組織造成破壞，可能會有組織纖維化，也就是硬化的後遺症，日後可能會有陰道狹窄、尿道狹窄和直腸、肛門等破壞，從而引起排尿和排便障礙，因此目前認為在陰道進行近接治療即已足夠。

每次放射治療時間視病患的病情而定，醫師會選擇不同的照射劑量，放射次數也會視病患的病情增減。如果已經做很多次，發生累積性像燙傷潰瘍狀況，可能會降低當次的照射劑量，也可能會中斷治療。

化學治療：太平洋紫杉醇

過去多以放射治療作為子宮內膜癌的輔助性治療，但在近幾年卻發現，化學治療在預防或是治療轉移上，效果比放射治療更有效。而近年來更發現，太平洋紫杉醇可以有效降低遠端轉移的風險，目前已經是國際公認治療子宮內膜癌的第一線化學治療藥物。

但是由於太平洋紫杉醇的說明書上，只註明適用於「卵巢癌」，因此目前國內健保並不給付子宮內膜癌患者的治療。以該藥 1 劑 1,000 多元計

算，一個療程就必須自費 2 ～ 4 萬元進行治療。張廷彰醫師說，在他於婦癌學會理事長任內，曾經有立委代表發聲，爭取開放內膜癌患者使用健保給付未果，這是未來仍需努力爭取的目標。

荷爾蒙治療

目前子宮內膜癌的口服藥物以高劑量黃體素為主，通常治療半年到 1 年，期間要依照醫師指示定期回診檢查內膜是否改善；若黃體素拮抗效果不佳，也可選擇可致假性停經的針劑治療。

假性停經針有短期、中期和長期，可能每 2 週打 1 次，中期每個月打 1 次，長效型是 3 個月打 1 次。假性停經會造成雄性化，停經、毛髮變粗、皮膚變粗變油易長痘痘等，一般治療半年，期間也要檢查子宮內膜有無改善。

有生育需求者，則可採用排卵藥治療，治療療程約 3 到 6 個月，再進行內膜切片檢查有沒有改善。如果治療沒有改善，且內膜增生惡化程度增加，又沒有生育需求者，醫師通常會建議摘除子宮比較安全。

張廷彰醫師指出，除了口服黃體素以外，也可以在患者子宮腔內置放黃體酮的避孕器，黃體酮可以讓子宮內膜平穩，不會繼續病變式地增生，目前採用的是 LNG-IUS，它可以在子宮腔內每天釋放 20 微克的黃體酮；就算患者的內膜癌是屬於分化良好的癌細胞，子宮內膜的黃體酮接受體，還是可以接收到黃體酮的調控。

因為 LNG-IUS 有特殊的投藥系統，每天只會釋放 20 微克的量，所以幾乎沒有影響，少數對黃體素比較敏感者，使用初期可能會長痘痘，或是微微發胖，但是之後就會回復正常。

術後照護與復健

子宮內膜癌的術後通常只需做傷口的照顧。它的開刀法如果是採取傳統剖腹方式，傷口會比較大，術後半年內要避免過度劇烈的運動，並且避免拿重物，此外並沒有其他需要長期復健等問題。

但因為手術時要切除子宮周圍的淋巴結，而子宮周圍大動脈淋巴結位於腸子後方，切除時會把腸子翻起來，所以術後 2 個月內可能會有脹氣的問題，故手術後的飲食要避免容易引起脹氣的食物，並宜少量多餐，找出適合自己的進食模式，只要過一段時間就會回復。

因為子宮內膜癌通常會切除卵巢，如果對已經停經的婦女可能沒太大影響，但是比較年輕的患者可能會有停經症候群，而有熱潮紅、心血管疾病、情緒障礙、骨質疏鬆等問題。有些患者可視狀況保留卵巢，對健康就沒有影響；但若雙側卵巢均切除者，則可以補充低劑量的荷爾蒙，追蹤時也要注意乳房檢查。

有標靶治療或免疫療法可配合嗎？

　　張廷彰醫師表示，子宮內膜癌如果要採取標靶治療，必須「循因治療」，也就是找出基因，採取「伴同式診斷」（Companion Diagnostics），即根據病患的基因檢查及各項檢查後，為患者找出適合的標靶藥物。現今常規治療中，內膜癌患者仍沒有可配合的標靶藥物。

　　目前在卵巢癌等腫瘤中，發現抗血管新生的標靶藥物 Bevacizumab 具有成效，由於在子宮內膜癌中發現，和卵巢癌一樣，也有血管上皮生長因子 (VEGF) 增多的狀況，因此抗血管新生標靶藥物，正在針對復發的子宮內膜癌進行臨床試驗。而另一種抑制人類上皮因子第二蛋白接受體的 HER2 標靶藥物，也被認為具有效用，成為未來臨床試驗的可能選項。

　　現今的免疫療法採取的策略是，找到癌症的「免疫控制點」，也就是找出患者體內特有的標記，例如天然胜肽等協同將藥物帶入腫瘤細胞中。張廷彰醫師說，目前國內的子宮內膜癌尚未配合免疫治療，但已有藥物先行試用於卵巢癌，待有成效後，再看是否能進一步推行到子宮內膜癌。

　　張廷彰醫師指出，近年來醫界推動「精準醫療計畫」（Precision Medicine Initiative），也就是收集疾病患者的基因進行分析，並結合新藥開發，為不同病患找出最適合的治療方法，如此才能達到最有效的治療，也才不會造成醫療資源的浪費。

追蹤檢查

　　子宮內膜癌治療後的前 2 年，一般每 3 個月回診進行追蹤檢查，檢查項目因人而異，一定要做的檢查包括陰道抹片檢查，因為陰道頂端是子宮內膜癌最容易復發的部位；同時也要進行基礎血液檢查，可以觀察患者的恢復狀況；此外，還必須進行觸診檢查，可觸摸到淋巴組織有無轉移，並利用視診及觸診來檢查骨盆腔有無病變。

　　由於肺部是子宮內膜癌最容易轉移的器官之一，所以也要每年定期進行肺部 X 光檢查，若臨床懷疑癌症復發，則再進一步進行電腦斷層或其他相關檢查。若病患復發風險高，這些檢查的時間則會安排得較為密集。

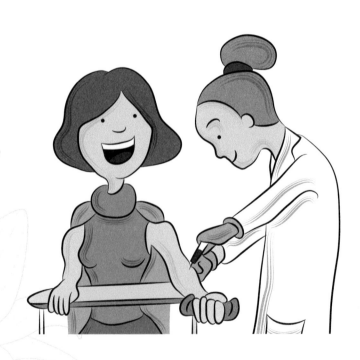

子宮內膜癌的預防

控制體重 別變胖

　　「臺灣的水果太甜太好吃了，千萬別吃太多，要適量！」廖正義醫師提醒，很多人都以為吃水果很健康，還有人以吃水果餐減肥，但其實，果糖很容易吸收形成脂肪。前面已經談到，脂肪會產生容易刺激乳房和子宮內膜的雌激素，所以想要預防子宮內膜癌，就不要變胖，特別是停經後婦女，一定要把體重控制好，否則危險性會隨著體重增加，越來越高。

吃含有黃體酮的避孕藥

　　張廷彰醫師表示，目前認為對預防子宮內膜癌最確定有效的方式，是服用避孕藥，只要是含有黃體酮的避孕藥都有效。研究發現，服用 1 年的避孕藥，可以降低 10% 罹患內膜癌的風險；服用 10 年可以降低 80% 以上的風險，而且即使是有內膜癌家族病史，或是高危險族群服用，也都有效。

　　因此，醫師建議，女性只要沒有懷孕計畫，都可以服用避孕藥來保護子宮內膜。前提是，服藥前要先檢查有無子宮肌瘤，因為黃體酮可能會增加子宮肌瘤變大的風險，因此提醒有子宮肌瘤的婦女要特別注意。

第 4 章

外陰癌
Vulvar cancer

—— 長期陰部搔癢莫輕忽 ——

外陰癌是女性生殖癌的第4位，

因為病灶在外陰部，

包括陰唇、陰蒂等都是有性功能的器官，

同時又接近尿道和肛門，因此一旦要治療，牽連範圍甚廣，

不僅會改變陰部外觀，也可能影響排尿或排便，甚至造成行房困擾，

因此即使外陰癌存活率高，但最重要的還是早期發現及治療，

才能把影響降到最低。

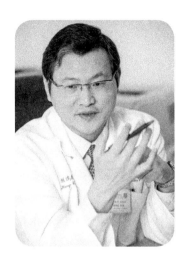

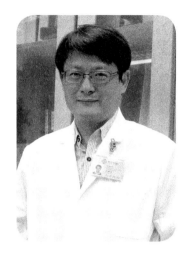

賴 鴻 政
醫師

雙和醫院副院長暨婦產部主任

呂 建 興
醫師

臺中榮民總醫院婦女醫學部婦科主任

專長
婦科癌症、達文西機器手臂手術、婦科微創
手術、骨盆鬆弛手術、基因檢測

學歷
* 國防醫學院醫學科學研究所博士
* 國防醫學院醫學系

經歷
* 亞洲婦科機器人學會（ASGRS）理事
* 臺灣婦產科內視鏡暨微創醫學會理事
* 臺灣婦癌醫學會理事
* 國防醫學院醫學系教授
* 三軍總醫院婦產部婦癌科主任
* 美國俄亥俄州大學癌症中心研究學者
* 美國 Arthur G. James Cancer Hospital
  進修醫師
* 德國癌症研究中心研究學者

專長
惡性及良姓婦科腫瘤、陰道鏡及癌前病變、
腹腔鏡手術、達文西機器手臂手術

學歷
* 中興大學生物醫學研究所博士
* 陽明大學醫學院醫學系

經歷
* 臺中市防癌協會委員
* 美國德州大學安德森癌症中心進修
* 中華民國婦癌醫學會秘書長
* 中華民國婦癌醫學會監事
* 陽明大學部定助理教授

「蛤？這裡也會有癌症？不是只聽過子宮頸癌？什麼是外陰癌？」

60多歲的 X 太太，多年來陰部持續搔癢，也四處求診，試遍各種藥膏治療，但沒有一種有效。最後經雙和醫院副院長賴鴻政醫師檢查，發現她的外陰部局部皮膚已經變得很薄，而且呈現嚴重萎縮的情形，因此為 X 太太做了切片，結果證實她罹患了外陰癌。

外陰癌本身在婦癌中已屬相對罕見，結果她又是其中更罕見的「柏德哲氏症[1]」（Paget's Disease），這種外陰癌目前發生原因不明，可能是來自於一種稱為「頂漿腺[2]」的上皮內腺癌，沿著頂漿腺管到達表皮。賴鴻政醫師說，還好癌細胞對她的局部皮膚沒有吃得很深，所以治療很成功。

柏德哲氏症外陰癌雖然發展很慢，但是因為患部位置和尿道及肛門都很近，術後因為排便或排尿的影響，都會使傷口的照護變得很麻煩。雖然開刀時已經往外圍多切了 2 公分寬，切除很大範圍也補了皮，但是她後來還是抱怨有搔癢的困擾。後續再檢查發現，她患部的癌細胞又從補皮的傷口周圍長了出來。

[1] 柏德哲氏症通常發生於乳房，非發生於乳房的，則好發於女性的外陰部或男性的陰莖，通稱為「乳房外柏德哲氏症」。

　　賴鴻政醫師説，柏德哲氏症這種上皮腺癌的特點是，即使治療時已經切除很多，但是復發率仍高，而且很容易「跳躍式」轉移到其他的地方。

　　另一位 Y 太太則是發生更罕見、常見於白人的外陰黑色素瘤。她的病灶靠近陰蒂尿道口，手術處理很棘手，雖然已經把她的陰蒂和尿道口等部位都切除，但因為黑色素瘤轉移率很高，後來也轉移到她的淋巴結，手術半年後又發生了肝臟轉移。由於黑色素瘤化學治療效果也很不好，不到 1 年就去世了。

　　另一位 26 歲的未婚 Z 小姐，子宮頸輕度病變發展成原位癌，而陰道和外陰部及直腸在檢查下則都長了癌前病變。

　　Z 小姐不僅本身患有紅斑性狼瘡，須服用免疫抑制劑，導致免疫功能較低，且有吸菸的習慣，因此治療後一再復發。還好患者都還是屬於癌前病變階段，因此只須利用雷射或電圈治療，術後完全不影響性功能，因此治療完成至今未再復發。

②　頂漿腺是一種帶有油脂的汗腺，分布在腋下和陰部，會分泌費洛蒙，這裡指的是陰部的頂漿腺。

惡性度不高但影響大

　　賴鴻政醫師表示，臺灣對於外陰癌沒有太多研究，但是據荷蘭和紐西蘭等歐美國家的研究發現，近十多年來，外陰癌的侵襲癌發生率只增加 20%，倒是外陰癌的癌前病變發生率，卻是以 4 倍速激增。

　　「和子宮頸癌、卵巢癌等癌症相比，外陰癌的病例確實很少。」雙和醫院副院長暨婦產部主任賴鴻政醫師表示，雖然相對病例少，但並不罕見，幾乎每月都會接觸到病例。

　　臺中榮民總醫院婦女醫學部婦科主任呂建興醫師說，據統計，臺灣每年只有 180 例外陰癌和陰道癌的患者，每年只有 40 位婦女死於外陰癌，顯見外陰癌的惡性度其實並不高，即使是第 3 期的患者，5 年存活率也有 70%左右。但是因為整個外陰部包括大、小陰唇、陰蒂及會陰部等，而且外陰病灶接近尿道和肛門，手術往往會切除陰蒂、陰唇，對性生活及排泄功能都可能造成影響，所以實在不宜輕忽，一定要及早發現、及早治療。

外陰癌的成因

　　外陰部泛指從比基尼線陰毛邊際的恥骨聯合[3]，一直到大陰唇、小陰唇、陰蒂、會陰到肛門，這些都是外陰部的範圍。

　　賴鴻政醫師說，從解剖位置來看，外陰癌最好發的位置是在大陰唇，其次是陰蒂附近，第 3 好發位置在會陰部靠近肛門處，第 4 好發位置則在肛門。

[3] 恥骨聯合（Symphysis pubis）指的是骨盆前側的左右恥骨關節連接處。

臺灣 6 成病例屬鱗狀上皮癌

外陰癌的癌細胞型態大略分 3 類，由於外陰部大多是皮膚，臺灣外陰癌最常見的是皮膚上的鱗狀上皮癌；第 2 類是腺癌，腺癌通常指的是像腸道或乳腺等這類有腺體，但皮膚沒有腺體，故通常是從陰部毛囊裡面的細胞長出來變成腺癌；第 3 類則是黑色素瘤，黑色素瘤相對少見，大多源自皮膚或黏膜的黑色素細胞病變而成。

此外，外陰癌也有少數如基底細胞癌或是巴氏腺癌、惡性肉瘤等。呂建興醫師說，在國外，外陰癌有 85％到 90％以上是鱗狀上皮癌，臺灣則只有 6 成。因為鱗狀上皮癌在國外的發生率高，所以外陰癌的研究大多以鱗狀上皮癌為主；而臺灣第 2 常見的腺癌因為在國外很少見，所以相關研究也很少，以致它的發生原因至今仍不明。

人類乳突病毒引發癌前病變

外陰癌和子宮頸癌一樣，也有癌前病變。賴鴻政醫師說，外陰癌的癌前病變分為 2 類，一類是和人類乳突病毒（HPV）[4]感染有關，另一類則比較無關。

在預後來說，和 HPV 感染有關的病變，預後反而比較好，因為它在症狀上會出現上皮有硬塊，看起來像疣一樣，摸得到也看得到，所以比較容易早期發現、早期治療，預後也比較好。

第 2 種和病毒感染無關的癌前病變則預後較差，因為它比較難發現。其發病通常和皮膚萎縮有關，賴鴻政醫師說，但是民眾對於陰部皮膚萎縮

[4] 請參見本書第 1 章子宮頸癌的成因一節。

的症狀不了解，正常的陰部皮膚應該是有一定的厚度，有皺褶而且有彈性；但是外陰部皮膚萎縮後，反而是皮膚變薄，看起來表皮亮亮的，感覺很嫩且帶粉紅色，彷彿吹彈可破。

很多人以為外陰部皮膚粉嫩是好事，但其實外陰部皮膚變薄顯得粉嫩時，反而容易搔癢，一碰就痛，走路局部摩擦時尤其疼痛不適。而通常外陰部皮膚會變薄，多半是因為慢性發炎，或是長期使用類固醇所造成。賴鴻政說，還好大部分外陰部搔癢或皮膚萎縮的病患，都還只是癌前病變，並不是癌症，只要趕快治療就有機會。

外陰癌的高危險群

好發於更年期後銀髮婦女

「子宮頸癌的好發年齡約在 50 歲以上，外陰癌患者的年齡又比子宮頸癌患者年長 10 歲以上，平均為 67 歲。」呂建興醫師說，所以外陰癌的病患好發在年長婦女。而外陰癌的癌前病變，則易發生在比較年輕及免疫功能不佳者身上。

賴鴻政醫師指出，外陰癌有 2 種族群，一是病毒感染者，和子宮頸癌類似，因此曾感染人類乳突病毒致癌的病患，包括接受過治療的子宮頸癌病患，以及子宮頸癌前病變病患，都可能是高危險群。

而另一個族群，則是慢性發炎的患者，同樣好發在相對年長者身上，其中之一就是上皮硬化性苔蘚的病患。

上皮硬化性苔蘚易產生癌變

　　上皮硬化性苔蘚（Lichen sclerosus）是一種外陰癌的癌前病變，賴鴻政醫師認為，上皮硬化性苔蘚這個問題相對被低估。外陰上皮苔蘚化的患者，上皮會變得很薄，因為非常搔癢，患者常會抓破皮、流血、流液，結果表皮結痂又變硬，患者抓了又破，破皮後再抓，到後來表皮日漸增厚，看起來就像乾掉的橡皮。

　　這種慢性纖維化的上皮硬化性苔蘚病患，在國內其實不少。賴鴻政醫師說，根據國外的統計，上皮硬化性苔蘚的患者有 2 到 3 成可能會演變成癌症，病灶除了癢以外還很痛。有這類症狀的患者就要進行切片檢查，而且即使一次檢查正常，之後每 1、2 年還是要繼續追蹤、切片檢查，才能防堵它進展為外陰癌。

長期陰部搔癢 務必找出原因

　　「陰部搔癢病患，在臺灣並沒有得到很好的處理！」賴鴻政醫師說，在婦產科門診中，陰部搔癢應該是婦女就診最主要原因的前 3 名；其他則是異常出血、分泌物過多。不過賴鴻政醫師認為，婦女陰部搔癢的問題，一直以來，並沒有得到重視。

　　外陰搔癢的原因很多，有些是因為局部太乾燥，需要靠油脂來保護。但是目前在婦產科門診中，如果患者局部搔癢，醫師通常就只是開藥膏處方，藥膏的成分從類固醇、抗組織胺到各種抗生素，其實只是亂槍打鳥；有些患者剛擦完覺得有改善，但是，到底是因為藥膏裡的油脂成分，還是類固醇發揮了止癢效果？抑或是靠抗組織胺消除了過敏搔癢？完全沒有追根究柢。

　　賴鴻政醫師說，如果是上皮硬化性苔蘚，就需要很強的類固醇才能治療，但是一般的藥膏為了使用安全，用的是很弱的類固醇，所以對患部一開始可能有些止癢作用，但是效果會越來越差，以致一再回診都不會真正治好。一般如果醫師懷疑病灶是上皮慢性苔蘚化，就要施用很強效的類固醇至少 1 個月，但是因為現在很多醫師怕用太強的類固醇會有問題，治療越來越保守，往往不敢用，使得患者「這裡看不好，換那家，再看不好，再換別家……」因而拖了很多年。

　　「有位 50 多歲的婦女輾轉來就醫時，她的外陰唇口已經硬化，變成

只有一個很小的開口。」賴鴻政醫師說，外陰上皮硬化性苔蘚，會造成她從大陰唇、小陰唇到陰道口的位置整個硬化、縮小。這位病患表示，她陰部嚴重搔癢的症狀至少 20 多年了，一開始因為局部搔癢，後來易破皮流血，接著局部疼痛、硬化，最後因為無法行房被迫和先生離婚，失婚後也因為這個症狀而保持獨身。

後來經切片確診，幸好這位患者還不是癌症，所以醫師開給她強效類固醇，很快就達到止癢效果；而且不再搔癢後，外陰部表皮就會軟化，類固醇才用 1 個半月，她外陰部的表皮已經近乎正常而且不再搔癢。她回診時忍不住掉下淚來，說：「如果早知治療這麼快就會好，我這 20、30 年來到底是怎麼回事？」

「癢這種症狀，真的被嚴重忽略了！」賴鴻政醫師說，還有一位是只有 40 歲的女性，她的外陰部因為反覆發炎、搔癢、破皮，來就診時，發現她的外陰部皮膚嚴重萎縮，表皮變得很薄又有潰瘍，而且非常疼痛，陰道口變得硬化而且狹窄，早就無法和先生行房。現在用類固醇治療一段時間，已經不痛也不癢，表皮也軟化恢復了，但是因為陰道硬化變得太狹窄，還要再做陰道口整形手術，讓她能得到比較完整的改善。

後來再進行陰道與外陰部的整形手術，同時將已經被沾黏硬化包覆的陰蒂重建，病人現在已經恢復滿意的性生活。

外陰上皮內瘤變患者

外陰上皮內瘤變（Vulvar intraepithelial neoplasia，VIN），是另一種外陰癌的癌前病變，包括外陰上皮非典型增生和原位癌。呂建興醫師表示，國際外陰疾病研究會（International Society for the Study of Vulvar Disease，ISSVD）在 2014 年對外陰疾病進行了分類，硬化性苔蘚和鱗狀上皮增生等，則並不屬於外陰上皮內瘤變。外陰上皮內瘤變的病因，主要和人類乳突病毒感染有關，且約有 8 成和第 16 型有關；而在小於 45 歲的早期外陰癌患者中，也有 6 成以上是因為病毒感染。

曾感染「菜花」患者

另外，賴鴻政醫師提醒，HPV 第 6 和第 11 型病毒，以引起「尖端濕疣」（或稱尖銳濕疣，即所謂的「菜花」）為主，和子宮頸癌比較沒有關係，但外陰感染過菜花的人，則要小心也比較容易發生外陰癌。研究認為第 6 和 11 型病毒，可能會改變外陰部細胞，讓外陰部細胞容易在感染其他病毒後發生癌症病變，所以曾有過菜花者，也要小心自己是外陰癌高危險群。

免疫缺損相關病患

也有研究顯示，像愛滋病患者、慢性淋巴細胞白血病，以及長期使用免疫抑制劑的器官移植等病患，因為免疫功能不佳，無法靠自己的免疫能力排除病毒感染，外陰癌的發生率也明顯增加。

吸菸族群

有統計發現，吸菸者（63%）比不吸菸女性（27%）罹患外陰癌以及外陰癌前病變的風險，高出近 4 成（36 個百分點）。

第 2 節　症狀及診斷

搔癢、白斑、皮下腫塊、潰瘍等症狀

「外陰癌或是其癌前病變，很多樣化。」呂建興醫師説，除了硬化性苔蘚會出現表皮萎縮，有的則會發生色塊變化，例如變白或變粉紅色、褐色或棕色，如果是黑色素瘤的癌變則可能呈現黑褐色；有些外陰癌病灶表皮可能是平的，有的會突起，有些可能長出腫塊，也有些呈現破皮潰瘍。而一旦有這些症狀，以藥物治療超過 6 週以上都沒有辦法癒合時，建議都要進行切片檢查，因為外陰癌或是癌前病變，很多並不容易從外觀看出來，必須切片才能正確診斷。

賴鴻政醫師説，外陰部如果有斑塊，但若是平的，一般屬於皮膚退化的斑，是比較沒有問題的；但如果是微微突起的白斑，就比較危險。另外，如果外陰部的皮膚變化已經很久了，而且不痛不癢，沒有變大，顏色也沒有改變，應該還算安全；但如果是長期有搔癢或疼痛、破皮潰瘍等困擾，就可能是病變。

癌前病變 5 ～ 8 年發展成癌

典型的外陰上皮癌的發展時間很久，賴鴻政醫師説，和子宮頸癌一樣，外陰癌從癌前病變起，可能要長達 5 ～ 8 年的時間才會進展成侵襲癌，所以只要及早發現及治療，都可以讓傷害減到最小。

一般而言，最常見的外陰癌——鱗狀上皮癌，主要的症狀是單純性潰瘍、白色病變如白斑、皮下腫塊或息肉樣病變。早期表皮看似發炎，逐漸會形成皮下結節，之後則發生潰瘍，或是看起來像菜花的贅瘤。

柏德哲氏症的外陰癌主要症狀是搔癢如濕疹，外表呈現發紅、略有突起的白色小顆粒病變，因為濕疹搔癢易抓破皮，有時局部會有潰瘍流湯汁和結痂的症狀。「柏德哲氏症這類型的癌症會像濕疹一樣又搔癢又痛，擦什麼藥膏都不會好！這類的外陰癌也常長在乳頭，是乳癌的一種。」呂建興醫師說，柏德哲氏症的外陰癌常會被誤以為是濕疹，預後比較不好。

外陰部長期破皮或潰瘍

　　賴鴻政醫師提醒，除非人們隨時拿面鏡子觀察自己，否則很多陰部局部破皮潰瘍很難被發現，所以如果經常在排尿時感覺局部刺痛、有灼熱感，

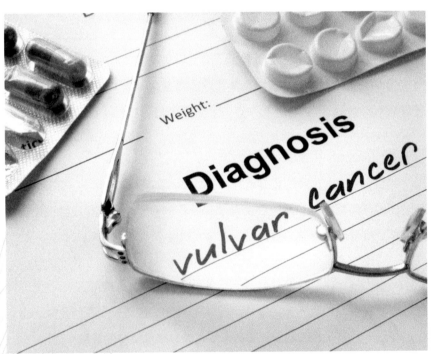

外陰癌有很長一段時間的癌前病變，只要發現得早，都來得及治癒，千萬不要因輕忽而變成癌症。

顯示局部可能有小破皮或潰瘍的病灶；如果這種情況沒有在 1、2 週內癒合，或是好了又反覆發作，則最好檢查看是否有疱疹、滴蟲感染或其他的陰部皮膚疾病，如果都沒有，就要懷疑外陰癌等病變的可能。

外陰癌的檢查

趁沐浴更衣時自我檢視

「和其他的婦癌不一樣，外陰部是看得到也摸得到的，實在不應該讓外陰病變拖到變癌症才就醫！」呂建興醫師說，婦女平常在洗澡或更衣時，應該要注意到外陰部的變化，而且外陰癌和子宮頸癌一樣，都有很長一段時間的癌前病變，這段期間隨時發現隨時處理，都會有很好的結果。

呂建興醫師說，本章前述案例中 26 歲的 Z 小姐，因為肛門長了菜花而到婦產科求診，結果子宮頸抹片發現有輕度異常，問診時發現她本身已經被確診有紅斑性狼瘡 3 年的病史。菜花治癒後，追蹤時發現她的子宮頸輕度病變，變成原位癌，而陰道和外陰部及直腸在檢查下則都長了癌前病變。

由於 Z 小姐不僅本身有紅斑性狼瘡，要服用免疫抑制劑，導致免疫功能較低以外，她又有吸菸的習慣。呂建興醫師說，研究發現，病毒感染型的外陰癌疾病過程和子宮頸癌一樣，吸菸會提高外陰癌發生率，因此 Z 小姐治療後一再復發，大大小小做了 5 次手術。

還好因為 Z 小姐持續在追蹤檢查中，所以發現時都還是屬於癌前病變，因此只需要利用雷射或電燒治療，她的外陰部構造仍能保持完整，完全不

影響性功能，而且 Z 小姐也悄悄戒了菸，因此從最後一次治療至今追蹤 3 年多，沒有再復發過。

呂建興醫師建議婦女，平常就要檢視自己的外陰部，可以趁洗澡或換衣服的時候，觀察外陰部的顏色、有沒有突然出現的黑痣、黑白斑，「自摸」外陰部有沒有某一部分特別突起、變厚，並且每年定期進行子宮頸抹片檢查。

做抹片檢查時由醫師檢視外陰

一般醫院很少只有針對外陰癌的檢查，賴鴻政醫師提醒，女性在做抹片檢查時，可請醫師做全面性的檢查，包括在進行抹片前，先從陰部外觀檢視：會陰部、外陰部的皮膚有沒有黑點、白斑、潰瘍、腫塊，陰道有沒有分泌物、陰道鬆不鬆弛，再看子宮頸，骨盆腔的檢查也不能省略。

外陰癌的高危險群，包括曾有子宮頸癌或曾有子宮頸癌前病變的患者，這些患者同時有外陰癌的比例會比較高。有些人的子宮頸抹片一直異常，但是子宮頸沒有病變，可能是陰道壁等處發生異常，所以進行抹片檢查是要包括外陰，從外到內，包括毛髮的分布是否有變化都要注意。

賴鴻政醫師說，子宮頸抹片檢查有一定的 Check list，所以不只是做子宮頸抹片，各項檢查項目都應該要到位，內診一定要很仔細，婦女也可以在受檢時，主動告知醫師有哪些困擾問題；包括是否會搔癢、摸到哪裡有硬塊、哪裡的顏色有變化、有沒有破皮潰瘍、哪裡疼痛等，以讓醫師進一步仔細檢查。

切片檢查才能確診

　　外陰癌的確診一定要切片，由病理科進行切片檢查分析。外陰切片和子宮頸切片不同，子宮頸疼痛神經較少，所以子宮頸切片只要局部麻醉，而外陰癌的切片檢查要切很深，所以會痛，因此要進開刀房在全身淺層麻醉下進行檢查。麻醉對心臟有問題的人風險較高，也要小心。

陰道鏡等檢查

　　呂建興醫師說，外陰部切片前須用陰道鏡對整個子宮頸、陰道、外陰、及肛門周邊，進行全面性的評估，之後才對最嚴重的病灶進行切片。

　　陰道鏡檢查，除了可以直接看到很細的小血管呈點狀或網狀增生之外，也可以塗 5% 的醋酸，它具有讓細胞蛋白質暫時變性的作用，由於發生病變的細胞含有較多的核蛋白，細胞核會變大，所以塗了醋酸後，相較於正常細胞，病變細胞會變白，因此可以協助判定這些細胞的部位及嚴重度。

麻醉

全身淺層麻醉：指的是藉由靜脈注射或由面罩吸入麻醉藥讓患者睡著，無需插管，適合應用在時間比較短而且刺激不大的檢查或是手術。

全身麻醉：由喉頭面罩麻醉、氣管內插管麻醉，可以先利用靜脈注射或是呼吸管將麻醉導入，患者睡著後再置入喉頭罩或氣管內管維持呼吸，適合需要比較久及刺激較大的手術。

外陰癌的分期是透過手術分期，在手術進行中收集患者的檢體，請病理科同步進行檢查，分析前哨淋巴結有無轉移等。不過在術前仍可以先以超音波、電腦斷層（CT）和核磁共振（MRI）檢查，先確定有沒有遠端轉移。

外陰癌的分期

賴鴻政醫師以我們常見的食物來形容外陰癌的期別，讓婦女可以更容易了解。他說，檢視外陰部的病灶處，如果相當於綠豌豆（約 1 公分）、小於等於黑金剛花生米大小（約 2 公分），是第 1 期外陰癌，此期病灶只局限在外陰部；如果大於花生米、小於核桃（約 4 公分），而且沒有淋巴結轉移，是第 2 期，即病灶長到陰道或遠端肛門口；如果病灶大於核桃，又有淋巴轉移，則是第 3 期外陰癌，即病灶有蔓延到腹股溝淋巴腺；倘若

腫瘤大小概念示意

第 1 期	第 2 期	第 3 期	第 4 期
1 cm	2 cm	4 cm	5 cm

國際婦產科聯盟（FIGO）對外陰癌的建議分期

分期	病灶定義	5 年存活率
I A 期	腫瘤局限於陰唇或會陰部，小於 2 公分，侵犯深度小於 1mm，無淋巴結轉移	92.4%
I B 期	腫瘤局限於陰唇或會陰部，大於 2 公分，侵犯深度大於 1mm，無淋巴結轉移	80.1%
第 II 期	任何大小的腫瘤侵犯到鄰近的組織（下 1/3 的尿道或陰道，或肛門），無淋巴結轉移	80%
III A 期	任何大小的腫瘤合併有鼠蹊淋巴結轉移 （i）1 個淋巴結轉移，大於或等於 5mm （ii）1～2 個淋巴結轉移，小於 5mm	64.6%
III B 期	任何大小的腫瘤合併有鼠蹊淋巴結轉移 （i）2 個或 2 個以上淋巴結轉移，並大於或等於 5mm （ii）3 個或 3 個以上淋巴結轉移，並小於 5mm	52.7%
III C 期	淋巴結轉移，並侵犯淋巴結包膜	17.4%
第 IV 期	擴散到陰道上部或尿道上部，或者已經擴散到身體的遠處	
IV A 期	（i）腫瘤侵犯其他區域結構（2/3 上尿道，2/3 上陰道），膀胱粘膜，直腸粘膜或固定於骨盆骨 （ii）固定或潰瘍性腹股溝淋巴結	13.6%
IV B 期	任何遠端的轉移，包括骨盆腔淋巴結	0%

資料來源：國際婦產科聯盟（FIGO）　審訂：賴鴻政醫師

大於檸檬（約 5 公分）、淋巴結轉移以外還有其他部位的轉移，就是第 4 期以上，此時病灶已蔓延到上 2/3 的陰道，或是尿道，或膀胱直腸黏膜、骨盆骨骼等。

手術治療須擴大切除範圍

從病灶外圍多切除 1 公分

「女人要很注意這個癌！」賴鴻政醫師和呂建興醫師都再三提醒女性絕對不要輕忽外陰癌。呂建興醫師說，外陰癌的 5 年存活率雖然算很高，但是因為病灶在外陰部，如果要預防復發，一定要把腫瘤病灶切除乾淨，通常會從病灶再往外圍推開多切除 1 公分，因此包括會陰部皮膚、大小陰唇、陰蒂可能都要切除，不僅影響外觀，性功能也深受影響。

一般外陰癌約有 2/3 的病變好發於大陰唇，多數在外陰部的前半部，第 2 好發部位在小陰唇和陰蒂或是恥骨聯合等處。外陰癌中最常見的鱗狀上皮細胞癌，也最常發生在大陰唇；而第 2 常見的腺癌，則好發在陰部的尿道旁或是前庭大腺●的位置。

雖然外陰癌病灶起源於表皮，但是手術切除不只要切除表皮，切除的深度還會達整層皮下脂肪，假設像第 1 期病灶不到 2 公分，醫師往病灶外多切除 1 公分安全距離後，還可以做局部手術直接縫合。

第 1、2 期較適合手術切除

賴鴻政醫師說，通常像這樣大範圍的手術，在手術前還須和整形科醫師進行會診，手術時由整形外科醫師從病患的大腿或是小腹內側，取帶有

⑤ Greater vestibular gland，又稱巴多林氏腺，簡稱巴氏腺（Bartholin's gland），在陰道口左、右兩側，約位於兩側大陰唇後部，腺管開口於小陰唇內側靠近陰道前膜處。其分泌物有滑潤陰道前庭的作用。

血管及神經的皮瓣移植過來，而且不只要補皮，還要進行外陰部整形，否則未來患者連走路都有困難。

因為要切除的範圍很大，所以一般只有第 1 和第 2 期的外陰癌建議做手術切除。由於外陰癌好發部位在大陰唇，所以如果是第 1 期，可以做單純外陰切除，視侵犯部位而定，切除部位包括部分陰蒂、雙側大小陰唇、會陰後聯合[6]，保留會陰部和陰道。

賴鴻政醫師說，外陰部手術有很多種，由於外陰癌的特點是局部浸潤較廣泛且可能是多發性（即同時在很多點發生）、淋巴結轉移的機率較大，因此現在的手術比較常做的是局部外陰部根除手術（Radical local excision），正常切除範圍包括病灶向外周邊 3 公分正常皮膚及皮下脂肪、向陰道口內周邊則至少要切除 1 公分以上的正常組織，深度甚至要深達筋膜，以確保徹底清除癌細胞。

前哨淋巴偵測切除術

為確保預後安全，傳統的外陰根治性切除術，會進行雙側腹股溝淋巴結清除術，甚至做骨盆腔淋巴結清除術。但是淋巴結全部切除後，術後患者的腿很可能會因為淋巴水腫而腫得跟象腿一樣；現在則改成先做前哨淋巴結偵測。目前外陰癌患者中，只有 2 成以下的患者需要切除兩側的淋巴結。淋巴切除得越保守，病患未來的生活品質就會越好。

若是早期的外陰鱗狀上皮癌，則可進行外陰單純切除術；對於柏德哲氏症則通常進行外陰根治術；而若是前庭大腺的腺癌，則須依據患者病灶侵犯狀況，清除部分陰道、提肛肌等。

[6] 即大陰唇後側到肛門之間的位置。

第 3 期以上可先縮小病灶再手術

賴鴻政醫師説，如果手術中發現癌細胞已侵犯淋巴結，或是年紀比較大的婦女，或是患部在尿道口，手術後對生活品質影響相當大，通常手術治療就會比較保守，但是術後要合併放射治療和化學治療，患者的治療效果和預後都比較好。

不過一般第 3 期的患者還是會先進行手術，因為外陰癌是屬於手術分期的婦女生殖癌，所以要手術後才能確認患者的期別；如果開刀中發現要切除的範圍太大，則醫師可能只會切除小部分，再於術後進行放射治療及化學治療。

呂建興醫師則表示，由於第 3 期以上可能要切除尿道、肛門或部分直腸等，所以第 3 期以上也可以考慮先做化療和電療，把癌症病灶範圍縮小後，再視狀況評估可否進行手術。

手術範圍

期別	外陰切除方式	腹股溝及淋巴腺切除
T1A	根除性局部切除	不需
T1B	根除性局部切除	單側（若病灶在側面） 雙側（若病灶在中間）
T2	1. 根除性局部切除 2. 合併化療放射治療	雙側
T3, T4	先合併化療放射治療，再選擇性手術	選擇性手術

審訂：呂建興醫師

放射治療

　　第 3 期以後通常採取放射治療為主。由於外陰癌主要病灶在體外，因此放射線治療通常是採取體外放射治療，主要可使用如 γ 射線、X 光射線、電子線，還有現在國內新的質子治療機、中子的粒子高能射線，可殺死腫瘤細胞。

　　另外如果皮下有較深部的轉移，體外照射可能對身體破壞性較大，故也可能採取將具有放射線作用的同位素放射藥物，植入患者體內轉移的部位，進行「近接治療」。而接受放射治療常見的副作用包括噁心、疲勞，以及皮膚出現紅疹、局部類似燒燙傷皮膚焦黑等現象。

化學治療

　　較晚期的外陰癌，現在常採取放療加上化學治療。賴鴻政醫師表示，外陰癌的化學治療方式和配方，和子宮頸癌類似，主要也是採用 5- 氟尿嘧啶（5-FU）和鉑金類的化學藥物；太平洋紫杉醇一樣也有效，但是因為它並非國內健保外陰癌的適應症用藥，所以患者必須自費使用。

血管新生抑制劑

　　外陰癌目前沒有配合的標靶治療藥物，但是子宮頸癌病患使用的血管新生抑制劑，理論上對外陰癌也有效，倘若外陰癌患者復發機率較高，也可以考慮使用，但一樣必須自費。

術後照護與復健

外陰根除 嚴重影響排泄及性功能

　　呂建興醫師說，由於外陰病灶接近尿道和肛門，進行手術時又要往外切至少 1 公分的安全範圍，手術不僅會造成外陰部外觀的改變，而且會影響陰道、尿道等功能。雖然手術如果要切除時，一定會會診整形外科，從身體其他部位取帶血管和神經的皮瓣進行移植修補，但是術後外觀仍可能會有不完全對稱的問題，讓婦女產生心理障礙；加上陰蒂及陰唇等切除、陰道狹窄等後遺症，也會影響性功能，甚至可能影響排尿或是排便的功能。

手術傷口痊癒才能拔除導尿管

　　賴鴻政醫師提醒，外陰部手術傷口由於和尿道及肛門相連，女性排尿時會經過外陰部，所以外陰癌手術後的傷口，可能會浸在尿液裡，排便時更可能會沾染或牽扯傷口，所以開刀後必須持續使用尿管，以確保傷口不會沾到尿液，至少要等 7 到 10 天傷口長好再拔尿管。很多患者常覺得尿管不舒服，急著拔除，但是務必要忍耐，等到傷口長好了再拔管；如果是陰道下段的傷口，痊癒更慢，最好等傷口完全好再出院。

預防傷口感染 多吃蔬果防便祕

　　外陰癌傷口的照顧很重要，因為很容易感染，所以天天都要進行會陰部沖洗，否則一旦感染要清創，不但很痛而且很麻煩。飲食方面，則要注意避免容易便祕的飲食，因為手術後的肛門直腸可能受到影響，容易有排便的障礙，所以要盡量保持均衡飲食，多食用蔬菜水果以及多喝水。

不宜久坐、久站 防下肢水腫

「不要長時間久站或久坐！」呂建興醫師提醒，外陰癌患者經常會摘除淋巴結（除非只摘除前哨淋巴結），所以容易淋巴水腫，手術剛做完時，醫師會放引流管，否則手術後很容易有傷口裂開的問題。

手術後移除引流管後，就要避免久站或是久坐。建議傷口好了以後，平常可以穿高壓彈性襪和做下肢復健運動，以預防腳部水腫。另外，如果腳部有香港腳、破皮或其他感染，都要盡快就醫，因為淋巴循環不良、水腫，便容易引發蜂窩性組織炎。

追蹤與防治

目前已知外陰癌主要和人類乳突病變感染有關，因此賴鴻政醫師和呂建興醫師都建議女性，接受子宮頸癌疫苗也有助於預防外陰癌。另外也要戒菸，吸菸會引起免疫力變差，無法清除病毒，也容易引起病灶復發；而且手術後要多運動，增加抵抗力，也可以當做肢體復健的運動。

而外陰癌和慢性發炎有關，賴鴻政醫師提醒，有陰部搔癢問題的婦女要提高警覺，如果長期搔癢超過 6 個月以上，就屬於慢性發炎；如果接受治療、反覆用藥都沒有改善，就要尋求其他更有經驗醫師的治療。慢性搔癢有的時候使用強效類固醇是必須的，患者不要聽到「類固醇」就排拒害怕，才能避免慢性發炎導致更進一步的病變。

第 5 章

其他
罕見婦癌

絨毛膜癌及子宮惡性肉瘤癌，在婦女癌症中均屬罕見，

甚至有些醫師可能一輩子都沒有遇到過，

但仍有日益增加的趨勢，值得女性注意及防範。

任何罕見的疾病，因為資訊及傳播相對較少，使得一般人較難充分了解；

但由於兩種癌症都不易治療，預後也不樂觀，因此希望藉由這一章的介紹，

讓女性朋友對這兩種癌症能先有所了解及自我警覺。

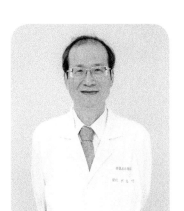

何 志 明
醫師

國泰綜合醫院醫學研究部主任
兼婦癌中心主任

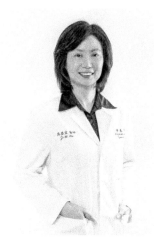

吳 姿 宜
醫師

臺北市立萬芳醫院婦產部副主任
暨婦癌科主任

專長
婦科腫瘤、婦科癌症、抹片異常陰道鏡、
腹腔鏡手術、達文西機器手臂手術、
人類乳突病毒檢測及婦癌分子診斷

學歷
- 臺北醫學大學醫學科學博士
- 中國醫藥大學

經歷
- 國泰綜合醫院婦產科主治醫師
- 輔仁大學醫學系專任教授
- 臺北醫學大學兼任副教授
- 國泰醫院婦產科住院醫師
- 國泰醫院婦產科主治醫師
- 美國杜克大學醫學中心婦癌研究員

專長
婦科癌症、婦科腫瘤手術、婦科微創手術
(陰道鏡、子宮鏡、腹腔鏡、達文西機器手
臂手術)、化學／標靶治療、生物標記研究

學歷
- 長庚大學生物醫學研究所博士
- 高雄醫學大學

經歷
- 萬芳醫院婦產部副主任
- 萬芳醫院婦產部婦癌科主任
- 臺北醫學大學醫學系助理教授
- 林口長庚醫院婦產部婦癌科主治醫師
- 長庚大學醫學系助理教授
- 林口長庚醫院住院／總住院／研究員醫師
- 臺灣諾華癌症事業部醫藥顧問
- 國家衛生研究院婦癌臨床診療指引編撰
  小組委員

絨毛膜癌
Choriocarcinoma
—— 侵蝕性葡萄胎潛藏病灶 ——

> ## 案 例

　　一位婦女被緊急送到醫院急診室，她因為在家突然發生急性呼吸困難，急診幫她做肺部 X 光檢查時，顯現肺部有多處轉移，因此首先緊急照會胸腔科。由於患者呼吸困難，需要呼吸器並且緊急插管，醫師群一度懷疑：這樣的病人還值得救嗎？

　　所幸，當時就有醫師懷疑可能是「絨毛膜癌」所致，因此做了絨毛膜指數檢驗，這一驗不得了，一般懷孕期的絨毛膜指數頂多只有數百，而這位患者的指數已高達數十萬！已經是世界衛生組織婦癌學會認定的最危險等級。

　　依醫界經驗，此時不需要檢體就可以確診並直接用藥。所幸投藥沒多久，病患的絨毛膜指數馬上下降，而且很快就可以調低供氧濃度，不久就拔掉呼吸器；用藥不到 3 個療程，患者幾乎完全痊癒，後來很幸運地復原出院。

第 1 節　絨毛膜癌成因及高危險群

根據歐美統計，絨毛膜癌約每 3 萬例懷孕中會有一例，亞洲發生率約是歐美的 3 倍。國泰綜合醫院醫學研究部主任兼婦癌中心主任何志明醫師表示，絨毛膜癌非常少見，許多醫師一生中難得遇到一例。

絨毛膜癌在女性一生中發病的時間很難測，除了半數好發於葡萄胎治療 1 年內的婦女以外，有些患者甚至是發生在曾流產或生產後的很多年以後。像前面所述的個案，事後才知道她曾在很多年前流產，沒想到事隔多年竟發生絨毛膜癌。

何志明醫師指出，過去絨毛膜癌的致死率非常高，雖然在 1980 年代發現有效治療的化療藥物後，致死率便開始下降，但是仍然高達 15％～20％。

絨毛膜癌病變示意

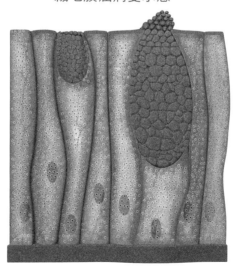

常見引發絨毛膜癌的是葡萄胎中的「侵蝕性葡萄胎」。何志明醫師解釋，葡萄胎是發生於胚胎外層的滋養細胞增生，由絨毛水腫變性而形成水泡狀物，病灶只局限在子宮腔內。而侵蝕性葡萄胎，則是葡萄胎的組織侵蝕到子宮肌層或轉移到其他器官，也被認為是由葡萄胎轉為絨毛膜癌的過渡階段。

侵蝕性葡萄胎多發生在葡萄胎後半年內。侵蝕性葡萄胎的患者，只有 4% 可能發生遠處轉移，最好發轉移的部位是肺部，以及陰道、外陰部等，造成局部破壞出血的症狀。醫師此時通常以化學藥物 Methotrexate（MTX）治療為主，治療後並要持續追蹤。

發生葡萄胎，必須「清宮」治療並追蹤

葡萄胎是異常受精後，無法正常發育成胚胎的病變。起因於妊娠後胎盤滋養細胞異常增生，使絨毛過度腫大，形成大小不同的水泡狀，這些水泡之間又有像葡萄桿的細蒂彼此相連成串，外觀像葡萄塞滿子宮腔，因此稱為「葡萄胎」。

一般葡萄胎不會侵入到子宮肌層，也不會發生轉移，即為良性葡萄胎。患者在懷胎早期，會有陰道血量增加，血中還有水泡狀物，並明顯有噁心和嘔吐的症狀，也常有水腫、高血壓和蛋白尿等妊娠毒血症的症狀，而且子宮也變得很大。葡萄胎不像正常懷胎會有妊娠囊，除了聽到子宮內血管的血流雜音以外，無心跳也無胎動。雖然葡萄胎為良性，但是治療時必須將子宮內容物完全清除，稱為「清宮」治療。一般是在注射子宮收縮劑的同時，以真空吸引將子宮內容物清除。

葡萄胎又分兩種類型：
● 完全葡萄胎：絨毛呈廣泛性水腫、增生，絨毛中的血管消失，無胎兒及胚胎組織。可能有 19% 的機率會繼續發展為持續性絨毛膜疾病。
● 部分葡萄胎：局部絨毛發生水腫、增生，而且有胎兒或胚胎組織。發生持續性絨毛膜疾病的機率為 4%，所以清宮治療後仍須每週進行一次絨毛膜指數檢查。

如果病變發生於葡萄胎後 1 年以上，則是絨毛膜癌。絨毛膜癌是惡性的滋養細胞失去絨毛或葡萄胎樣結構，隨著血液四處侵犯子宮肌層，或是轉移到其他器官造成高度惡性破壞。

發生葡萄胎 1 年內　風險最高

　　絨毛膜癌好發於曾經有葡萄胎、流產，甚至是正常生產後的婦女。如果是葡萄胎後發生的絨毛膜癌，通常預後比較好，因為仍在追蹤中，很容易警覺且及早用藥。但是曾經流產過，或是健康足月產也可能引起絨毛膜癌，這類型的絨毛膜癌還可能發生在多年之後，因此較難察覺，容易延遲治療而影響預後。

　　一般絨毛膜癌約有 67.2％發生在葡萄胎後 1 年內，何志明醫師提醒，如果婦女突然不明原因發生急性肺部有轉移病灶，也要考慮到絨毛膜癌的可能性。

　　何志明醫師指出，容易引發絨毛膜癌的侵蝕性葡萄胎，早期被認為和營養不良，如缺乏維他命 A 及胡蘿蔔素、病毒感染、卵巢功能失調、卵子異常、染色體異常，或是人種（好發於亞洲人和拉丁美洲人）、免疫異常、動物媒介或是各種環境因素有關。但是在現代人營養狀況改善後，侵蝕性葡萄胎越來越少見，因此目前絨毛膜癌的發生原因依舊不明。

絨毛膜癌及葡萄胎的症狀

絨毛膜癌最常見的症狀是陰道不規則性出血，出血量不見得都很大，有些患者可能因為「絨毛膜促性腺激素」（HCG）的作用而沒有月經，而且此時也因為子宮內原來的病灶消失轉移到其他部位，所以沒有陰道流血症狀。

侵蝕性葡萄胎的症狀，則是在葡萄胎清宮治療後，陰道仍持續出血，同時子宮也無法回復到未懷孕前的大小，或有不均勻增大的現象，而且在葡萄胎發生時出現的卵巢黃素化囊腫也持續存在未消失，同時合併有乳房增大、乳頭乳暈顏色變深，或有泌乳等假性懷孕以及腹痛等症狀。

絨毛膜指數（HCG）測定診斷

絨毛膜癌和一般癌症的差別，是絨毛膜癌沒有固體的結締組織性間質細胞，也沒有固定血管，而且其增生的滋養細胞，侵犯子宮肌層和血管時的組織不容易檢查出來，所以最主要的診斷要靠檢測血液中的絨毛膜促性腺激素（簡稱絨毛膜指數），即 HCG 來判斷。

如果葡萄胎患者持續 3 次檢驗人類 HCG 正常，以後每個月檢驗 1 次，檢查 6 個月都正常者，再改為每 2 個月驗血一次；連續 3 次，檢驗時間達 1 年都為陰性後即可。必要時也要進行超音波、胸部 X 光或電腦斷層檢查。

追蹤的 1 年期間，婦女要嚴格避孕，因為葡萄胎後短期內再次懷孕，

HCG 的正常值

HCG 由胎盤產生，HCG 的含量直接與胎盤滋養細胞的數量有關，從尿液和血液，都可以檢測 HCG 的含量。未懷孕是小於 5mIU/ml，懷孕是大於 10mIU/ml，隨懷孕週數會呈數倍上升，懷孕 3 到 4 週可能有 9 至 130mIU/ml，懷孕 12 到 16 週可達 18300 ～ 137000；追蹤癌症時，指數應該和未懷孕者一樣高。

很容易再形成葡萄胎；而且如果懷孕 HCG 指數上升，會影響追蹤；如果半年內 HCG 都沒有下降，就要懷疑侵蝕性葡萄胎或絨毛膜癌的危險，所以建議要嚴格避孕。

如果在追蹤期間發現 HCG 沒有下降或上升，擔心有惡性的危險，可採取注射化療藥物 MTX 預防性治療。有研究顯示，清宮治療後注射 1 次化學藥物，可降低 70％到 80％發生持續性絨毛膜疾病的風險。

絨毛膜癌的分期

絨毛膜癌最主要的散播方式是隨血液轉移，何志明醫師指出，最好發的轉移位置是肺部，約有 8 成機率；有些足月產或流產多年後才發病的患者，可能子宮完全沒事，第 1 個病灶卻是直接跳到肺部，所以一旦確定是絨毛膜癌，首先要檢查的部位是肺部，如果肺部沒有轉移，通常就不必擔心有遠端轉移。另外也有 30％的絨毛膜癌會轉移到陰道，有 10％可能有腦轉移、10％可能有肝轉移。

何志明醫師表示，絨毛膜癌的分期是，只要轉移到肺臟、肝臟或是腦等遠端器官就屬於第 3 期及第 4 期，局限在骨盆腔者是第 2 期，原發在子宮者為第 1 期，國際婦產科聯盟（FIGO）的婦癌委員會的詳細分期如下。

何志明醫師提醒，絨毛膜癌不要看分期很後期，或是本來治好又復發了，就認為自己沒希望了，因為絨毛膜癌對化學藥物反應很好，所以不要太悲觀，一定要找對婦癌科醫師，配合醫師的治療，有經驗的醫師可以正確判斷且對絨毛膜癌有完整的了解，選擇最適合的化學藥物組合，還是很有機會治癒的。

國際婦產科聯盟（FIGO）對絨毛膜癌的建議分期

分期	病灶定義
第 I 期	病變局限於子宮，沒有其他轉移
第 II 期	病變轉移至他部生殖器的近端轉移
II A 期	轉移至子宮旁組織或卵巢、輸卵管等附件
II B 期	轉移至陰道
第 III 期	病變轉移至肺等遠端轉移
III A 期	球形陰影直徑小於 3.0cm，或片狀陰影總面積小於一側肺的 50%
III B 期	轉移病灶大於 III A

備註：絨毛膜癌通常治好了就是和正常人一樣，每年追蹤，並不會影響餘命，如果沒有治好，致死率就是 15% 到 20%

第 3 節　絨毛膜癌治療、預後與追蹤

化學治療效果最好

「打絨毛膜癌一定要一鼓作氣把它『打趴』！」何志明醫師指出，絨毛膜癌對化療藥物的反應很好，且基本上第 1 次的治療機會最大，所以只要第 1 次選對合適的藥物組合，就很有機會能治癒。

何志明醫師解釋：絨毛膜癌最大的特點就是要一次把癌細胞打死，以免有產生抗藥性的機會。所以如果患者的絨毛膜指數又高起來，就要用多種藥物組合一起打。最好的做法是把癌細胞打倒之後，還要繼續做 2 個療程的化學治療。

過去曾有患者癌細胞還沒有完全打死就停止治療，以致癌細胞對藥物產生抗藥性。他也提醒，早期有些醫師對絨毛膜癌特性還不夠了解，看到指數改善就停藥，結果過一段時間，指數又上升，導致後來往往治療無效。

何志明醫師補充，如果絨毛膜癌只局限在子宮，則可以使用單一化學藥物，一般常用的化療藥物為 Methotrexate（MTX）。如果已經發生了轉移，最好要用 2 到 3 種以上的化學藥物組合，而目前認為最好的是 EMA-CO 組合藥物。

化學治療的次數是要達到根治的作用，所以必須要達到：

1. 臨床無症狀。
2. 肺內轉移完全消失。

3. HCG 指數持續完全正常後，仍要再進行至少 2 個療程的化學治療，才可以停藥觀察。如果是病情比較嚴重的患者，建議還要再多做幾個療程，以確保治療效果。

有陰道出血就應及早就醫

臺北市立萬芳醫院婦產部副主任暨婦癌科主任吳姿宜提醒，絨毛膜癌雖然對化學藥物反應很好，但婦女還是要及早發現並就醫。早期曾經看過，患者陰道已經有異常出血症狀長達 1 年多，卻沒有趕快就醫，等到感覺呼吸喘不過氣才來就醫，一檢查，發現 HCG 指數上百萬，雙側肺部、腦部及肝臟都已經擴散了，此時，即使絨毛膜癌對化療反應極為敏感，卻因為癌細胞溶解易產生嚴重的細胞激素風暴，病人最終在加護病房做插管、呼吸器支持及藥物治療下，仍回天乏術。

吳姿宜醫師提醒，其實絨毛膜癌發作前通常都有陰道出血等症狀，婦女一定要注意及早就醫，不要在這麼末期時才接受診斷和治療，相對就比較有機會提升治癒率。

開刀不行嗎？何志明醫師說，現在很少開刀治療，會選擇開刀療程者可能是使用化療藥物一直無法壓下來，而且病灶只局限在子宮者，這類型的病例選擇切除子宮也是不錯的治療方式。何志明醫師指出，對於絨毛膜癌，手術經常沒有效也不見得是需要的，反而是化學治療才能奏效，因此絨毛膜癌的治療是否有效，最重要的是要正確判斷和及時用對藥物。

絨毛膜癌和侵蝕性葡萄胎對放射治療也很敏感，如果肺部、骨盆腔或

腹腔等單一病灶在經過化學治療後消退的作用不好，而手術切除也有困難，則可以考慮放射治療。

及早治療通常就能痊癒

絨毛膜癌和一般婦癌不一樣，其是因為妊娠所引起的癌症，只要治好了就是好了，沒有太多後遺症，它所引起的肺部轉移，也能一併痊癒，並不會傷害肺臟。如有少數病灶只局限於肺臟者則會切除，但因為人體有兩片肺葉，所以應不致造成呼吸上的重大影響，故通常預後很好。但是患者日後仍要持續追蹤，以防再發。

絨毛膜癌為確定治療有效，治癒後必須長期觀察 HCG 濃度的變化，因此要求育齡年齡的患者治療後須嚴格避孕 2 年。另外，避孕藥中的荷爾蒙也會影響 HCG 值，所以最好採取保險套避孕法避孕，同時最好每年回診檢查 1 次。

本文前面案例中曾被認為不可能活下來的患者，至今 20 多年來仍活生生地站在何志明醫師面前。何志明醫師說，每次看到這位患者回診，他都不禁覺得這個病例給病人和醫師們都上了寶貴的一課：只要及早做出診斷，及早下正確的治療，即使絨毛膜指數這麼破紀錄地高，化療對絨毛膜癌還是很有效的，因此，不要輕言放棄。

子宮惡性肉瘤
Uterine Sarcoma
—— 罕見卻複雜且多樣 ——

> ## 案 例

　　50 歲的 X 女士長期受子宮肌瘤所苦，且在停經後又出血，而且可以摸到硬硬的腫塊，同時伴隨疼痛。檢查發現有一顆 20 多公分的肌瘤，經病理檢驗，發現是平滑肌惡性肉瘤，再檢查發現兩側肺部已經有大大小小 30、40 顆惡性腫瘤。所幸患者對化療的反應很好，兩年後，肺部腫瘤減少到只剩 7、8 顆。

　　另一位也是 50 歲的 Z 女士，從年輕時就長年亂經，因為已經很習慣月經週期不定，所以沒有理會，即使近年來她的月經量異常增多，也沒有就醫，直到已經發生嚴重精神不濟被家人強迫送醫，發現有嚴重貧血，且檢查顯示已經是子宮癌惡性肉瘤第 3 期 C，有淋巴結轉移。

　　但是 Z 女士對化療和放療的反應不如預期，不過 1 年左右，肺部又長出腫瘤。所幸 Z 女士剛好符合使用新標靶藥物的條件，更換標靶藥物 9 個月來，效果很好，癌症轉移的部位也停止生長，生活品質改善很多，甚至恢復正常上班及家庭生活，還可以和家人一起出遊。

第 4 節　子宮惡性肉瘤發生率、成因及高危險群

患者人數明顯增加

　　什麼是子宮惡性肉瘤？吳姿宜醫師說，很多患者聽到這個病名，都會有這種反應，因為子宮惡性肉瘤是一種罕見的女性生殖器腫瘤，從早年的占子宮惡性腫瘤的 1 至 2%，到近幾年來已經占子宮惡性腫瘤的 5% 到 10%，其發生率和子宮內膜癌一樣，有逐年攀升的趨勢。

　　回溯臺灣過去 30 多年來，子宮惡性肉瘤占子宮惡性腫瘤的比率，從 1979 ～ 1983 的 1.8%（5/274），到 2004 ～ 2008 的 8.7%（543/6207）（見下表）。

臺灣發生子宮惡性肉瘤人數逐年增加

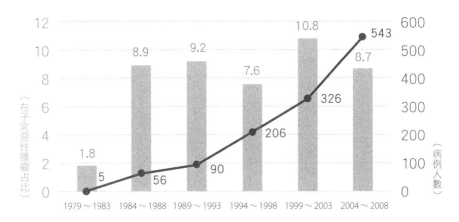

資料來源：吳姿宜醫師

根據臺灣國民健康署的癌症登記年報，2014年度臺灣子宮體惡性腫瘤患者共計 2,257 人，占女性生殖器官個案數的 42.23%，為女性生殖道癌第 1 位，發生率排名則是女性癌症的第 6 位；死亡率的排名於女性為第 12 位。而子宮體惡性腫瘤中，9 成以上都屬子宮內膜癌，子宮惡性肉瘤只占 6.7%（151 例）。

子宮惡性肉瘤的類型

　　吳姿宜醫師指出，女性的子宮肌肉層有中胚層發育來的平滑肌、子宮內膜上皮基質，以及結締組織間的間質等，而子宮惡性肉瘤可能是由這些不同組織的細胞發展出來的。

子宮惡性肉瘤分類

種類	同質性	異質性
單純性	子宮平滑肌惡性肉瘤（60%） 子宮基質惡性肉瘤，分 2 種： 子宮內膜基質惡性肉瘤（即：低惡性度子宮內膜基質惡性肉瘤）（97.5%） 未分化子宮內膜惡性肉瘤（原名：高惡性度或未分化子宮內膜基質惡性肉瘤）（73.5%）	橫紋肌惡性肉瘤 軟骨惡性肉瘤 骨惡性肉瘤
混合性	癌惡性肉瘤（35%），包括同質性和異質性 腺惡性肉瘤（77%）	

備註：括號（）內為臺灣子宮惡性腫瘤平均 5 年存活率統計，統計區間為 1990 ～ 2008 年。
資料來源：國家衛生研究院《婦癌臨床診療指引》，2011.06。

在細胞學上表現為很多不同次型態，且它們的預後、轉移方式、復發狀態也都完全不一樣，病理分類主要為單純性腫瘤和混合性腫瘤（見子宮惡性肉瘤分類表）。

子宮惡性肉瘤和子宮肌瘤 基因不同

子宮惡性肉瘤是子宮肌瘤引起的嗎？吳姿宜醫師表示，有不少子宮惡性肉瘤患者，是在切除治療子宮肌瘤時，發現肌瘤之一是惡性瘤，所以很擔心子宮肌瘤是不是引起子宮惡性肉瘤的原因，尤其國內約有高達 20% 到 25% 比率的婦女有子宮肌瘤的問題，更容易引起子宮肌瘤的患者恐慌。

事實上，分子醫學已經有證據顯示，良性子宮肌瘤和子宮惡性肉瘤的基因不同，所以絕大多數有子宮肌瘤的婦女，無需擔心有一天肌瘤會變成子宮惡性肉瘤。雖然仍有極少數發生轉化為惡性肉瘤的個案，但目前成因不明。

子宮惡性肉瘤示意

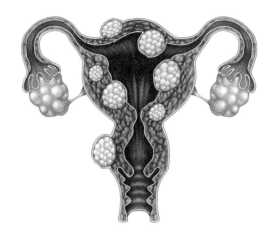

子宮惡性肉瘤的高危險群

子宮平滑肌惡性肉瘤：43 到 53 歲

以子宮平滑肌惡性肉瘤來說，好發年齡在 43 歲至 53 歲，相較其他子宮惡性肉瘤發生的年齡層稍低；另外，在停經前罹病者，比在停經後罹病者的存活率較高。又有研究顯示，和骨盆曾經做過放射治療也有關聯。

因為超音波、電腦斷層和核磁共振都很難分辨出它和良性子宮肌瘤的差異，所以根據美國癌症登記（Surveillance, Epidemiology, and End Results Program，SEER）資料庫收案 2000 ～ 2012 年間共 13,089 位子宮惡性肉瘤的研究報告，子宮平滑肌惡性肉瘤的 5 年相對存活率為 42%，肺部則是它最常見的遠端轉移。

低惡性度子宮內膜基質惡性肉瘤：2/3 族群小於 50 歲

低惡性度子宮內膜基質惡性肉瘤，常見於年齡小於 50 歲的婦女，也曾見於青少年；約有 1/3 發生在停經後。但發生率和生產次數、內科疾病無關；可能與長期雌激素刺激，使用泰莫西芬（Tamoxifen），或曾接受放射治療有關。其腫瘤會出現局部浸潤，主要經腹腔內擴散，尤其會侵犯淋巴管或血管，術中經常發現腫瘤侵襲子宮外周邊組織，並侵入靜脈管腔中。

常見症狀包括不正常出血、骨盆腔壓迫和腹部疼痛，也可能毫無症狀，這類型是子宮惡性肉瘤中預後最佳的，因其腫瘤生長較慢，治療後復發也較晚。根據 SEER 的報告，子宮內膜基質惡性肉瘤的 5 年相對存活率為 72%，但只有 10 到 20% 的患者為這種類型。

未分化子宮內膜惡性肉瘤：停經後婦女

2003 年世界衛生組織（WHO）將其原名「高惡性度子宮內膜基質惡性肉瘤」更改為「未分化子宮內膜惡性肉瘤」。最常見於停經後婦女，表現出不正常出血或骨盆腔腫瘤的症狀。

病理組織見到其腫瘤細胞有絲分裂相當活躍，顯示其細胞複製再生能力強、生長速度快、分化很差，有非常致命性的預後。

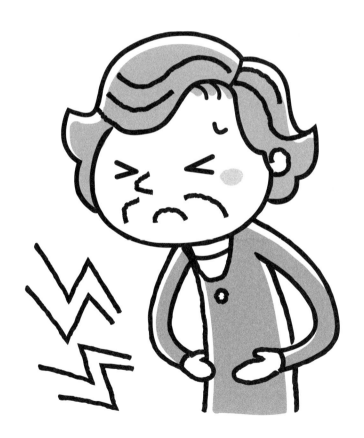

曾接受骨盆腔放射治療者

　　子宮惡性肉瘤和家族史的關聯不明顯，也無其他明確的風險因子；流行病學的統計顯示，黑種人罹患的風險比白種人高；另外，骨盆腔曾經接受放射治療者，發生子宮惡性肉瘤的風險將增加 5.38 倍。

　　吳姿宜醫師表示，早期曾接受放射治療控制良性子宮出血者，在治療後的 5 到 25 年後，有機會發生惡性肉瘤。也有其他研究指出，約有 5% 的子宮惡性肉瘤的患者，曾經做過骨盆腔放射治療。

長期使用抗荷爾蒙製劑者

　　泰莫西芬是常用於預防乳癌復發的抗荷爾蒙製劑，但是根據 National Surgical Adjuvant Breast and Bowel Project（NSABP-P1）長達 30 多年的追蹤研究指出，長期使用泰莫西芬輔助治療，會略為增加子宮內膜增生及子宮內膜癌和子宮惡性肉瘤的發生率。因此，需要服用的患者，建議每年至少一次到婦產科定期檢查。

子宮平滑肌惡性肉瘤、子宮內膜癌、子宮癌惡性肉瘤有什麼不同？

這 3 種癌的病理結構有明顯不同。「子宮平滑肌惡性肉瘤」是子宮惡性肉瘤中最常見的一種，約占其 6 成，它是由子宮的肌肉層和結締組織等實質組織長出來的惡性腫瘤。「子宮內膜癌」則是由子宮內膜的上皮組織長出來的（詳見本書第 3 章）。

至於「子宮癌惡性肉瘤」過去被稱為「子宮體肉癌」，顧名思義就是在病理化驗中同時具有上皮性癌及惡性肉瘤細胞。吳姿宜醫師指出，其病變發生原因不明，過去都認為是惡性肉瘤的一種混合性亞型；但近年來由於檢驗技術的進步，如今病理學家相信，該腫瘤應歸因於肉瘤化生❶樣的上皮癌，其轉移主要都是由上皮性癌細胞所主導，因此子宮癌惡性肉瘤應該被視為高惡性度、預後極差的一種子宮內膜癌。

2013 年後在國際婦產科聯盟規定，其子宮癌惡性肉瘤的手術分期方式及組織分類，便與子宮內膜癌一樣，但不屬於子宮內膜癌第 1 及第 2 型，為自成一格的第 3 型。子宮內膜癌第 1 型的病患 5 年存活率逾 80%；第 2 型包括亮細胞癌和乳突漿液性腺癌，平均 5 年存活率前者為 53%，後者為 58.3%；而第 3 型子宮癌惡性肉瘤的 5 年存活率平均只有 35%，惡性度很高。

3 種惡性腫瘤之比較及關係

子宮平滑肌惡性肉瘤
- 是子宮惡性肉瘤中最常見的一種
- 由子宮的肌肉層和結締組織等實質組織長出來的腫瘤

子宮內膜癌
- 從子宮的上皮組織長出來

第 1 型：子宮內膜樣腺癌	第 2 型：分 2 種	第 3 型：子宮癌惡性肉瘤（過去稱「子宮體肉癌」）
• 發生於子宮內膜的腺體細胞 • 占 8 成以上 • 病程發展較慢、預後較好，5 年存活率逾 80%	• 亮細胞癌：5 年存活率 53% • 乳突漿液性腺癌：5 年存活率 58.3%	• 組織 99% 以上是上皮癌細胞及肉瘤化生樣的上皮癌 • 惡性度高，平均 5 年存活率只有 35%

備註：醫界亦有將子宮惡性肉瘤併入第 2 型，使第 2 型變成有 3 種。
資料來源：吳姿宜醫師

---

❶ 一種分化成熟的細胞，因受刺激作用，轉化為另一種細胞的過程，稱為化生。

留意腹部硬塊及子宮肌瘤

　　吳姿宜醫師提醒：子宮惡性肉瘤早期並沒有特別症狀，因此很難自我察覺。最常見的是婦女自己摸到下腹部有逐漸變大的硬塊，有些會伴隨下腹或骨盆腔疼痛，或異常陰道出血。患者就醫經過子宮內膜切片或直接手術切除子宮腫瘤，甚至切除子宮之後，經由病理檢驗才得到確診。

　　如何提高警覺，分辨哪些可能是良性肌瘤？哪些可能有惡性風險呢？「任何突然一下長得很快的子宮腫瘤都不能輕忽！」吳姿宜醫師提醒：如果子宮腫瘤本身非常巨大，或是發現子宮腫瘤快速長大，特別是停經後還繼續長大的肌瘤，都應該提高警覺。傳統上認為，生長快速的肌瘤演變成惡性肉瘤的風險較高，雖然有一篇大規模的研究報告指出：「生長快速的肌瘤和生長速度普通的肌瘤，後來被診斷為惡性肉瘤的風險相同」，不過仍可提供為提高警覺的參考。

　　吳姿宜醫師說，臺灣婦女患有子宮肌瘤的比率不低，現代人動手術都希望傷口要微創美觀、復原快速，倘若腫瘤很大且在影像檢查下看起來不均質、邊緣不清楚，供應血管分布型、血流豐富及血流阻力及脈動指數有疑慮；或是肌瘤短時間突然快速增大，以及停經後肌瘤仍持續長大者，因為其發生惡性肉瘤的可能性比較高，所以不能輕忽。若已經是子宮惡性肉瘤，會因為使用微創手術，進行腫瘤切碎處理後再取出腫瘤，而有造成癌細胞擴散及影響預後的風險。

子宮惡性肉瘤的診斷

　　由於子宮惡性肉瘤的患者，很多都不是手術前就診斷出來的，何志明醫師建議，如果子宮肌瘤合併不正常出血，或是停經後發生出血，若經超音波檢查，發現肌瘤在同一畫面中有大片壞死的液化組織，就要提高警覺。

　　除了超音波外，如果醫師懷疑病患為子宮惡性肉瘤，通常會建議進行電腦斷層掃描或核磁共振檢查，甚至氧 -18 去氧葡萄糖正子電腦斷層掃描。通常在影像上會顯示質地不均，或是顯示裡面有出血壞死的現象。但是影像檢查通常有其極限，可以確定辨識的只有 7 到 8 成，因為這些影像有些也像良性肌瘤，無法百分之百判斷。

　　吳姿宜醫師也說，目前用超音波、電腦斷層或是核磁共振檢查，都不易在手術前百分百的區分良性子宮肌瘤和子宮惡性肉瘤，只能有 70 到 85％的預測準確率，所以臨床手術前診斷為子宮肌瘤者，有0.1％到0.5％在術後病理檢驗才確認為子宮惡性肉瘤。

　　倘若醫師高度懷疑，會建議病患開刀切除肌瘤或子宮，並在手術同時進行冷凍切片檢查，通常 60 分鐘以內就可以知道是良性或惡性。倘若是惡性，醫師就會當場進一步仔細切除可疑病灶。何志明醫師說，該院有幾例類似案例，患者至今都還幸運存活。

子宮惡性肉瘤的分期

　　子宮惡性肉瘤整體預後，第 1 期的 5 年存活率低於 50%，第 2 期約 20%，第 4 期 5 年存活期是零。由於子宮惡性肉瘤有許多不同組織類型，其 5 年存活率也有差異。

國際婦產科聯盟（FIGO）對子宮惡性肉瘤的建議分期

分期	病灶定義
第 I 期	惡性腫瘤局限於子宮體
第 II 期	惡性腫瘤延伸至骨盆腔
第 III 期	惡性腫瘤延伸至腹腔
第 IV A 期	侵襲到膀胱或大腸黏膜
第 IV B 期	遠端轉移

資料來源：國際婦產科聯盟（FIGO）　審訂：何志明醫師

　　以下再依子宮惡性肉瘤的不同類型，說明分期如右：

「子宮平滑肌惡性瘤及子宮基質性腫瘤」與「腺惡性肉瘤」分期

分期	病灶定義	
	子宮平滑肌惡性瘤及子宮基質性腫瘤	腺惡性肉瘤
第 I 期	惡性腫瘤局限於子宮體	
第 I A 期	惡性腫瘤局限於子宮膜 / 子宮頸內頸，無子宮肌肉層侵犯	小於或等於 5 公分
第 I B 期	小於或等於 1/2 的子宮肌肉層侵犯	大於 5 公分
第 I C 期	大於 1/2 的子宮肌肉層侵犯	
第 II 期	惡性腫瘤侵及骨盆腔	
第 II A 期	惡性腫瘤侵及子宮附件	
第 II B 期	惡性腫瘤侵及子宮外骨盆腔組織	
第 III 期	惡性腫瘤侵襲腹腔內組織 (不是僅僅突入腹腔)	
第 III A 期	1 處	
第 III B 期	超過 1 處	
第 III C 期	骨盆腔或主動脈旁淋巴結轉移	
第 IV 期	惡性腫瘤侵襲膀胱、直腸或遠端轉移	
第 IV A 期	侵襲膀胱或直腸	

資料來源：國家衛生研究院《婦癌臨床診療指引》，2011.06。

第 6 節　子宮惡性肉瘤的治療與追蹤

在混合型的子宮惡性肉瘤中，病患若屬「未分化子宮內膜惡性肉瘤」，為高惡性度，則致死率很高，疾病發展很快速；血管的侵犯是最重要的預後因子，血管侵犯有或無，平均 5 年存活率分別為 17% 及 83%。而不論是局部復發或遠處轉移，都有很高的死亡率，治療方式常採取手術加上輔助放射及化學治療。

而若為「腺惡性肉瘤」，通常是良性的腺體增生和基質惡性肉瘤混合組成，過去在混合型惡性肉瘤中較少見，但近年發生率有增加趨勢。多數患者的病灶局限在子宮內膜或表淺子宮肌肉層，轉移率約只有 5%，屬於惡性度較低的惡性肉瘤，5 年存活率約有 77%。因此治療常單純採取手術切除子宮和雙側附件（卵巢及輸卵管）。至於輔助放射或化學治療的角色仍不明，但約有 20 ～ 30% 的患者會有骨盆或局部陰道轉移，因此須長期追蹤及考慮輔助放射治療。

何志明醫師談到，有位患者因為子宮肌腺症合併子宮肌瘤，在進行治療時本來只切除肌瘤，後來病理檢驗發現為「低惡性度內膜基質惡性肉瘤」，同時卵巢和輸卵管都有轉移，屬第 3 期了，故趕快再手術進行較大範圍切除。

術後則先採取 80 克高劑量黃體素治療數個月後，再減到 20 克持續控制，低惡性度內膜基質惡性肉瘤一般不容易治癒，但是利用黃體素可以有效控制；一般建議黃體素用藥至少要 10 年，甚至建議須終身用藥。這位患者多年後發生腦轉移，但是後來再接受治療，目前還是和它和平共處。

手術治療為主

何志明醫師表示，子宮惡性肉瘤的惡性度高，對化學藥物或放射治療反應都不太好，因此目前的治療以手術切除全子宮為最主要方式。

而由於子宮惡性肉瘤多半是遠端轉移，較少有淋巴轉移，因此一般手術切除時比較傾向不摘取淋巴；而經統計顯示，停經前患者手術不摘除卵巢者，比摘除卵巢者預後好，因此一般手術也不摘除卵巢。

追加放射治療 效益不明朗

至於手術後追加放射治療，是否可以有效延長患者的生命，醫界現在仍莫衷一是。何志明醫師建議，患者要和醫師慎重討論，追加放射治療對病患生活品質和生命延長之間是否具有效益[2]，任何的治療如果效益低於5%，就不建議進行。

化療與標靶新藥效果可期

過去一般認為化學治療對子宮惡性肉瘤效益不大，而且傳統使用一般稱為「小紅莓」的化療藥物 Doxorubicin 加上 Ifosfamide，會有心臟毒性以及膀胱出血的毒性，所以常需要配合使用解毒劑。因為子宮惡性肉瘤病患數不多，因此早年子宮惡性肉瘤常併入軟組織惡性肉瘤接受臨床試驗，實證醫學證明，手術治療後合併輔助化學治療，比只接受手術治療者，會降低局部及遠處無病存活率風險比值（Hazard ratio：0.73 及 0.70），但是不影響總體存活率。然而，近年來發現較新的化療藥物 Gemcitabine，

---

[2] 效益指分析可否提高存活期，或可否提高病患生活品質等因素，醫界有其計算方法。

加上 Docetaxel，有不錯的效果，有研究發現，對於無法手術完全切除者，無疾病存活期可增加 5.6 個月，而對於 1、2 期的患者，平均無疾病存活期可達 3 年，因此目前化學治療被認為對子宮惡性肉瘤具有意義。

本章剛開始的案例中所談到的 Z 女士，在換了兩線的化學藥物無效後，所幸剛好符合健保開放申請審查，使用標靶藥物在軟組織或子宮惡性肉瘤，因而有機會使用一種新的「多重酪胺酸酶」類的標靶藥進行治療。

更換標靶藥物後，對 Z 女士的效果很好，不但抑制了癌細胞的擴散，維持穩定狀態，而且新標靶藥不像傳統化療容易出現骨髓抑制及嘔吐、腹瀉等腸胃症狀，患者甚至恢復了正常上班及家庭生活。吳姿宜醫師表示，新的標靶藥如果自費，使用 3 個月約要 26 萬到 28 萬元左右，還好 Z 女士

陰道軟組織惡性肉瘤

婦女生殖癌中還有一種「陰道軟組織惡性肉瘤」，是更為罕見的婦癌。何志明醫師指出，陰道軟組織惡性肉瘤一般從嬰兒時期就開始發展，主要的症狀是陰道異常出血及分泌物增多，病灶經常大到充滿整個陰道，甚至會跑出陰道口，惡性度很高，存活率很低，而且因為病灶和周邊組織很容易沾黏，手術非常難切除。

何志明醫師表示，陰道軟組織惡性肉瘤主要以手術切除治療為主，再加上輔助性化學治療及放射治療。由於病灶往往都很大，所以如果無法手術切除，醫師可能會先採取病灶的血管栓塞治療，或是放射治療、靜脈注射化學藥物治療，把腫瘤縮小後再進行切除。

軟組織惡性肉瘤指的是一群從胚胎的中胚層（mesoderm）組織所產生的腫瘤，中胚層會發育為真皮、肌肉、骨骼及結締組織、血液等。事實上，軟組織肉瘤可發生在身體的任何部位，最常見部位是在肢體：下肢 29%、上肢 16%、軀幹有 25%、頭頸區有 16%，另外還有後腹腔 8%。

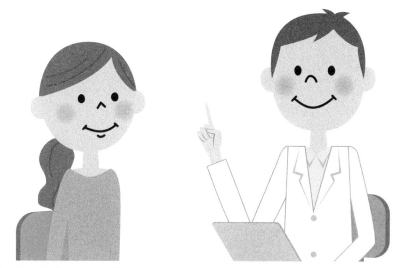

由於子宮惡性肉瘤有極高的復發率，建議病患在治療完成後養成定期返回婦癌科門診追蹤的習慣。

符合健保申請審查使用的資格，現在持續為她申請藥物中，期能維持她的生活品質及延長存活時間。

　　最後，吳姿宜醫師提醒，子宮惡性肉瘤都有極高的復發率，超過 6 成會發生遠處轉移，故病患在有效治療後，仍須接受婦癌科門診的定期追蹤。

第 6 章
女性常見
生殖道病症

除了前述各種女性常見生殖道癌以外，閨蜜之間討論及分享的話題，

也經常包括困擾女性的各種常見疾病，

如子宮內膜異位症、子宮肌瘤、多囊性卵巢症等問題。

這些病有的可能發展為惡性，有的只能控制無法痊癒，

但只要先了解其各有哪些症狀，有所警覺並加以預防、及早治療，

通常都可以與之和平共處。以下介紹4種常見的女性生殖系統疾病。

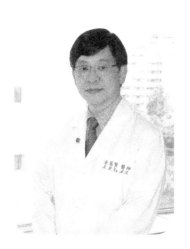

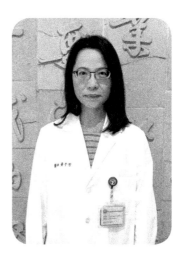

余 慕 賢
醫師

三軍總醫院婦產部主任

黃 于 芳
醫師

成大醫院婦產部醫生兼臨床副教授

專長
婦癌手術及化療、一般婦科及產科

學歷
- 國防醫學院醫學科學研究所博士
- 國防醫學院醫學系
- 美國奧勒岡州健康大學醫院婦癌科進修

經歷
- 三軍總醫院婦產部部主任
- 國防醫學院婦產學科教授
- 三軍總醫院教學副院長
- 臺灣婦產科醫學會理事
- 中華民國婦癌醫學會常務理事長
- 臺灣婦癌醫學會常務理事
- 臺灣婦科醫學會理事

專長
婦科腫瘤、腹腔鏡、子宮鏡、
骨盆鬆弛疾病暨尿失禁手術、
達文西機器手臂手術

學歷
- 高雄醫學大學醫學系

經歷
- 成大醫學院婦產學科臨床副教授
- 成大醫院婦產部主治醫師
- 臺灣婦癌醫學會專科醫師

子宮內膜異位症
Endometriosis
—— 長期經痛婦女的威脅 ——

案 例

　　30 歲的 A 小姐未婚，從來沒有性行為，但是屢屢發生泌尿道感染，經診斷發現為「巧克力囊腫」沾黏導致，因此轉到成大醫院進行治療。

　　A 小姐的巧克力囊腫侵犯她的輸尿管導致腎臟水腫，囊腫緊緊包附著輸尿管，並且因為有骨盆腔沾黏而致尿路狹窄，如果再不治療，可能會影響她的腎功能。醫師利用腹腔鏡手術幫她把被巧克力囊腫包住的輸尿管剝離，割除內膜異位瘤，治療後解除了她的腎臟水腫。由於骨盆腔腹膜或腸壁表面還有無法清除的殘留病灶，術後還要再利用抗荷爾蒙藥物持續治療 6 到 12 個月。

　　後續追蹤發現 A 小姐的骨盆腔還有發炎的水泡，原本手術後清乾淨的卵巢也有水泡增生。醫師評估認為，通常利用抗荷爾蒙藥物控制治療半年，如果要延長，可能會引起停經症候群如面潮紅、發熱、盜汗，甚至有骨質流失的困擾，因此還是選擇在治療半年後先休息一段時間再觀察，而且須長期追蹤，以早期發現復發，有機會能早點治療，避免繼續發作及惡化。

第 1 節　會「到處跑」的子宮內膜

「那個來好痛！」幾乎每個女人都曾經受過月經來潮疼痛的困擾。如果你長期有這種症狀，就要小心可能有子宮內膜異位症。子宮內膜異位症指的是子宮內膜長在子宮腔以外的地方。若長在卵巢內部，會造成所謂的「巧克力囊腫」；若長在子宮肌層，則為「子宮肌腺症」。「巧克力囊腫」即是卵巢子宮內膜異位瘤，裡面充塞著長在異位的子宮內膜和陳年累積的經血，由於黏稠顏色像巧克力，因此稱為巧克力囊腫。

成大醫院婦產部婦女腫瘤科主治醫師黃于芳表示，巧克力囊腫最好發在卵巢，其次則是子宮背側和大腸表面等鄰近器官，但是也會侵犯遠端的器官。這些帶著內膜組織的濃稠血液，極容易造成腹腔及骨盆腔沾黏，沾黏的部位就會形成發炎和子宮內膜異位瘤的侵襲。黃于芳醫師表示，根據統計，約有 5% 到 15% 的育齡女性（指 15 歲至 49 歲）可能患有子宮內膜異位症；如果有不孕症的困擾者，罹患比率更高，可能有高達一半以上的不孕女性有子宮內膜異位症；如果是不孕且有經痛問題者，罹患率更可能高達 7 成以上。

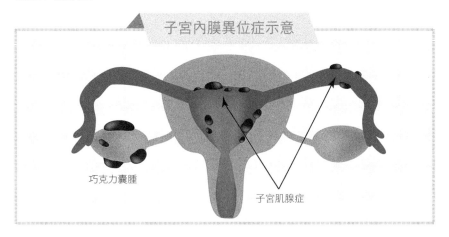

子宮內膜異位症示意

巧克力囊腫

子宮肌腺症

子宮內膜異位 成因未定

為什麼在子宮裡面的內膜組織會跑到腹腔，沾染到卵巢、腸道，甚至跑到肺臟、鼻腔等各個部位？黃于芳醫師表示，其實目前內膜異位的原因還不是很清楚，現在醫界說的原因都是透過觀察實驗動物時所做的推論和假說，目前有幾種推論是比較為大家所接受的：

子宮內膜組織藉由經血逆流到腹腔

經血可能經由輸卵管逆流，子宮內膜組織在子宮內轉殖。透過腹腔鏡觀察可發現，約有 7 成到 9 成女性有逆流到腹腔的現象，另外也有推論認為經血可能也會透過血液或淋巴系統流動，因而散布到遠端的器官，如肺臟等。

和個人免疫系統有關

雖然多數婦女都有經血逆流的現象，可是其中並不是每個人都會出現內膜異位症，有些研究推論應是和個人免疫狀況有關，致使內膜細胞可以打破免疫的防護機制，植入身體各個不同部位及器官組織中。

本身的體腔細胞轉變成內膜細胞

內膜異位會發生在距離子宮很遠的器官，也可能是因為這些器官的細胞發生變化，轉變成子宮內膜細胞所引起。

誘導理論

因為某些內因性因素例如激素，會誘導腹腔中未分化的腹膜組織轉化成內膜細胞，由於人體內各個部位都有未分化的組織，其在老化細胞凋零壞死後會轉化為新細胞，誘導理論認為這些未分化的組織，可能受到某些

內因性因素的影響，而轉化成子宮內膜細胞，是體腔細胞化生理論的延伸。

遺傳

　　根據研究，子宮內膜異位症患者的一等親有 15％的機率也會發生子宮內膜異位。

疼痛為主要症狀

經痛及異位病灶部位疼痛

　　子宮內膜異位症最常見的症狀就是經痛，有時還會合併腹瀉、骨盆腔疼痛，或是急性疼痛。症狀的不同，端看內膜黏附的位置，如果黏附到腸道，每次月經來潮時，被內膜組織沾黏的腸壁外側也在出血發炎，患者就會有腸絞痛或是腹瀉症狀，所以有些人因為子宮內膜細胞沾黏在骨盆腔，月經來潮時骨盆腔的組織也出血發炎，就會引起骨盆腔疼痛。

　　黃于芳醫師說，甚至還有案例是子宮內膜異位跑到肺臟，致使病患咳嗽吐血，以為是肺結核或肺癌，還有患者子宮內膜異位落在鼻腔，月經來潮時也天天流鼻血；之前還有案例是子宮內膜異位侵犯大腸、直腸，症狀猶如大腸癌般，治療時也必須切除被侵犯的腸道。

行房疼痛及不孕症

　　「子宮肌腺症」也可能是經痛原因之一。子宮肌腺症是指子宮內膜異位細胞植入在子宮的肌肉層內。三軍總醫院婦產部主任余慕賢解釋，患者在月經來潮時，肌肉層也會出血，子宮病灶就像是人體組織瘀血，需要時

間消散瘀血，因此經痛往往持續 6 ～ 7 天。月經每個月來潮，月復一月地積血，原本有彈性的子宮便逐漸硬化，無法像正常子宮一樣收縮止血，使得月經期間，患者在經痛之外又大量出血。

也因為肌腺瘤使子宮變大，像皮革一樣變得硬梆梆地失去彈性，無法隨著身體活動時在體內自然調整，讓患者感覺體內有異物感。患者除了月經出血嚴重以外，行房時也會很痛，因為一碰就痛，許多患者後來根本不敢有性生活，以致連婚姻都受影響。

不孕症也是子宮內膜異位症患者常見的困擾，約有半數以上的不孕症患者患有子宮內膜異位症。余慕賢醫師說，還有接受過剖腹產的母親在傷口皮下也有病灶，可以看到皮下腫出一個一個的包，也是少見的子宮內膜異位症。

 經痛該不該就醫？

以前的婆婆媽媽常會說「經痛沒關係，生過小孩就好了」，余慕賢醫師說，話是沒錯，生產時，子宮頸口經過擴張，對原發性經痛確實有改善；不過現在應該要區分何者為原發性經痛，何者為次發性經痛。

黃于芳醫師說，月經來潮子宮收縮，本來就可能帶來不舒服的感覺，但如果不適感可以接受，那就沒什麼問題，可是如果每次月經來潮都得要靠止痛藥止痛，甚至止痛藥越來越沒效，通常就可能是有問題的經痛。

一般青少女的經痛，通常不會是子宮內膜異位症所引起，比較可能是子宮在月經過程中的收縮疼痛；但如果有痛到「在地上打滾」這樣的程度，就應該去看醫師。倘若剛好家族中也有子宮內膜異位症的患者，就要更有警覺，最好去做檢查。

第 3 節　子宮內膜異位症的治療

黃于芳醫師表示，子宮內膜異位組織並非癌細胞，但是它侵犯人體組織的型態像癌症，它會一步步吃進正常組織。她形容，內膜異位組織植入腹腔組織或其他器官，就像在器官表面上面撒黑胡椒，向深處堆疊時，想像要把所有沾上黑胡椒的部分都清除掉，會有多困難？

余慕賢醫師表示，內膜細胞沾到哪裡，哪裡就會產生沾黏，沾到腸道表面，內膜細胞就會往腸道壁組織裡面長，治療時要把被沾黏的部位剝離，如果吃進組織太深已經無法剝離，就必須把被侵蝕的腸組織切掉，再重新接上。要避免演變成這麼嚴重，最好的方法便是及早發現、及早治療。

避孕藥等藥物治療為主

黃于芳醫師表示，只要有經痛的女性都要提高警覺，若每次經痛都需要服用止痛藥，就要懷疑可能是子宮內膜異位症。倘若經超音波檢查沒有明顯如異位瘤等病灶，但懷疑有內膜異位的問題，可以先以止痛藥或口服低劑量避孕藥進行治療，如果用藥後患者症狀有改善，可以持續治療。但如果檢查發現已經有異位瘤，為預防造成不孕症等併發症，就應與病患討論後進行治療。

清除異位瘤首先可以採取荷爾蒙治療，倘若異位瘤大於 3 到 5 公分，而且藥物治療追蹤沒有改善，可考慮經由手術摘除。

余慕賢醫師表示，避孕藥的好處是可以長期使用，且有助預防卵巢癌，因此不必擔心服用避孕藥有後遺症。但是避孕藥只能控制症狀，要清除異

位瘤病灶還是要靠手術。荷爾蒙的治療是控制月經停止來潮，常用藥物包括高劑量黃體素、性腺抑制激素和雄性荷爾蒙。

而每種類型用藥都有不同的藥物，像黃體素就有很多種，藥效不一的黃體素，每種都有其優點或副作用，沒有特別好的藥，醫師會視個人體質選擇不同的黃體素。

而性腺抑制激素則會偶發面潮紅、盜汗等停經症候群，久了也可能造成骨質流失，並提高心血管疾病的風險。而黃體素因為有雄性激素的作用，服用者可能會出現長青春痘、聲音低沉、毛髮增多、虎背熊腰等副作用。

除了避孕藥以外，其他藥物都不宜長期服用，一般都建議 6 個月的治療期，倘若過了治療期仍未痊癒，則通常會觀察一段時間再繼續治療。

因為目前醫界懷疑卵巢癌中的亮細胞癌和子宮內膜異位症有密切關聯，因此患者需要長期追蹤，倘若追蹤中的囊腫出現不良特徵，懷疑罹患卵巢癌的風險高，就可能需要切除罹病側的卵巢來做確認。余慕賢醫師建議此類患者要積極治療，不要等病灶很嚴重了才求醫。

多懷孕、產後哺乳有助改善

過去很多老一輩的媽媽們或是醫師，都認為對子宮內膜異位症進行觀察追蹤即可，不需積極治療。但這是因為過去的婦女結婚得早，生育數較多，有機會在異位症組織尚未嚴重惡化前懷孕，再加上產後餵奶期間也會停止來經，使得異位的內膜細胞有機會在懷孕及哺乳的停經期間萎縮甚至消失。

但是現代人晚婚，生育數少或不生育，使得子宮內膜異位組織沒有機會自然復原，不孕症或各種嚴重症狀當然日趨惡化。因此現在婦產科醫師多半建議，只要子宮內膜異位症有疼痛或是引起不孕等症狀，最好要積極治療。

　　余慕賢醫師建議，如果有子宮內膜異位家族史的婦女，最好趕快生小孩，也要盡量延長餵母奶的時間，以增長無月經狀態，會有助改善內膜異位症。

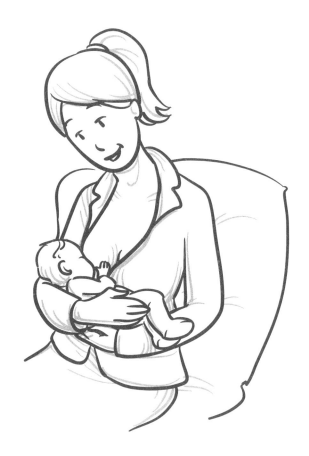

手術摘除及切除患部

　　子宮內膜異位瘤最好發的位置是卵巢，黃于芳醫師提醒，為避免引起不孕症，還是建議先以手術摘除異位瘤，把異位瘤剝離乾淨；如果患者離停經還有很長的時間，但已經不需要生育，則可保留卵巢。切除輸卵管目前被認為可能可以預防卵巢癌。已完成生育的子宮肌腺症患者，如果疼痛症狀很難改善，最終可能還是要摘除子宮，才能完全終結疼痛。

　　如果子宮內膜異位瘤已經侵入器官組織，可能要切除部分器官，像腸道被侵蝕，就要把被侵蝕的腸道切除重新接通。而異位瘤侵犯肺臟者，一般會擔心可能是肺癌，除了會用荷爾蒙藥物控制以外，通常也會用微創手術切除被侵犯的部分肺葉，進行病理化驗以確認有沒有癌細胞；若為侵犯鼻腔引起流鼻血的病灶，除了止血，也要合併藥物控制。

　　即使手術把內膜異位瘤都清除了，患者通常還是要配合荷爾蒙藥物控制，預防內膜異位病灶快速復發。黃于芳醫師指出，子宮內膜異位瘤即使手術清除了，復發的機率還是很高，故必須長期追蹤。

子宮肌瘤
Uterine Myoma

—— 女性貧血最大可能元凶 ——

案 例

　　33 歲未婚的 X 小姐，在 8 年前因為子宮布滿幾乎多大於 5 公分、甚至達 8、9 公分的多顆肌瘤，以剖腹式進行肌瘤切除，持續追蹤 1 年多又發現新的肌瘤，且 1 年內快速長到十多公分大，因此決定再次開刀治療。

　　黃于芳醫師説，X 小姐前次的切片確認是肌瘤，但是後來病理切片發現是「具有不確定惡性潛能的平滑肌腫瘤」，這種肌瘤是介於子宮惡性肉瘤和良性肌瘤之間，雖然很少發展成惡性，但又不能説完全是良性，將來仍有機會轉變成為惡性，被認為是要謹慎追蹤的平滑肌腫瘤。

　　黃于芳醫師指出，這類型多發性肌瘤的患者，病灶復發是很常見的，而且可能有長出具惡性平滑肌腫瘤的傾向。如果在顯微鏡下看到患者細胞有核分裂或腫瘤壞死的現象，此現象是正常細胞不會有的，在診斷上要仔細判讀，所以都要非常小心與病理科共同確認。

35 歲以上近半數有肌瘤

子宮肌瘤是婦產科領域中最常見的良性腫瘤，是子宮平滑肌和結締組織纖維異常增生所導致。統計顯示，子宮肌瘤的發生率約在 20％到 25％。黃于芳醫師指出，其實子宮肌瘤的發生率很高，女性年過 35 歲，約有 4 到 5 成的人都有 1、2 顆無症狀的子宮肌瘤，只是因為沒有症狀，所以沒有被發現。

余慕賢醫師則提醒，如果停經後肌瘤仍持續長大者，一定要很小心。有位患者年輕時就有大大小小的子宮肌瘤，但她一直相信停經後子宮肌瘤就會萎縮變小，所以當自己從體外都摸得到肚子裡有大型腫瘤，醫師也確診她有個很大的肌瘤，建議她及早治療，但她仍堅持觀察就好，認為停經後肌瘤自然會消失。

但是直到她已經 60 歲了，那顆肌瘤仍可摸到，卻依然不肯治療。有一天突然在路上昏倒送醫，才發現是子宮腫瘤出血引起嚴重貧血，化驗發現她的腫瘤竟已變成子宮惡性肉癌，治療不到半年就去世了。

子宮肌瘤的 3 種型態

子宮肌瘤的型態大約可分成 3 類：

漿膜下肌瘤：長在子宮外側 往腹腔內生長

通常沒有明顯症狀，往往要等長到很大、產生壓迫時才會有症狀。部分可能發生肌瘤扭轉引起急性腹痛；若長在比較下端，可能壓迫膀胱引起

頻尿、下腹垂墜感、下腹痛、腰背痛等。

黏膜下肌瘤：長在子宮內側 往子宮腔內生長

症狀通常比較明顯，患者最主要的症狀是經血量增加。如果肌瘤長太大，甚至可能引起不孕症，或是懷孕時引起早產或流產的風險。

肌層內肌瘤：長在子宮的肌肉層內

肌層內肌瘤要和肌腺瘤做區別：肌層內肌瘤和肌腺瘤的主要症狀，一樣都是容易引起腹痛；但肌腺瘤是屬於子宮內膜異位症的一種。

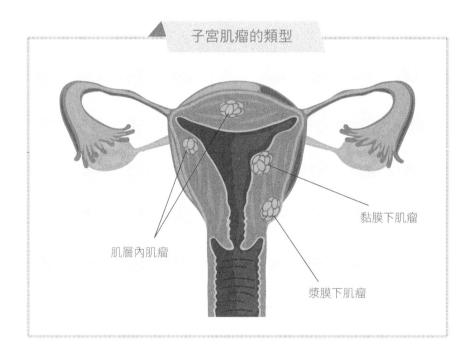

子宮肌瘤的類型

黏膜下肌瘤

肌層內肌瘤

漿膜下肌瘤

常見症狀：貧血、子宮疼痛者要注意

月經異常或嚴重貧血

　　約有 30%的患者會有經血量增多、經期拉長等狀況，有些患者甚至是因為在體檢時發現嚴重貧血，或是因為貧血昏倒、疲倦無力等原因，才被發現罹患子宮肌瘤。一般長在子宮裡面的黏膜下肌瘤，比較容易發生經血過多的問題。

腹痛

　　余慕賢醫師指出，約有 3 成患者會有腹痛症狀。原因是當肌瘤太大時會有垂墜感，長在子宮腔外、腹腔內的漿膜下肌瘤，有些可能會因為身體劇烈活動，讓肌瘤發生扭轉，使得肌瘤壞死而導致急性腹痛。

　　而長在子宮裡面的黏膜下肌瘤，如果長得太大或太多，除了易造成經血過多外，肌瘤長得太大也容易發生組織缺氧現象，組織缺氧壞死就會引起疼痛；因為子宮要供應那麼大的肌瘤營養，以致影響子宮的血液循環，所以即使在非經期的平日，也可能感覺子宮疼痛。

　　子宮肌瘤也很容易引起腰痠、下腹疼痛等問題；而肌層內的肌瘤太大，也會造成腹內壓迫，進而引起腹痛。

分泌物增多

　　由於子宮肌瘤容易使得子宮腔變大，進而影響內膜腺體增加，而有分泌物增多和經血過多的現象。

不孕症

子宮內肌瘤若太大，或是長的位置可能影響胚胎著床，因而發生不孕，或是懷孕時影響胎兒成長，則有早產、流產的風險。

頻尿

肌瘤太大時可能壓迫到周圍器官或組織，倘若壓迫膀胱，就易引起頻尿。

脹氣、裡急後重

當肌瘤壓迫腸道，可能引起脹氣，或是有「裡急後重」（rectal tenesmus），想上廁所卻上不出來的症狀。

可能成因：肥胖、環境荷爾蒙、遺傳、生長激素

為什麼會長出子宮肌瘤？黃于芳醫師說，其實目前長肌瘤的真正原因仍不明，由於子宮肌瘤在有行經期的育齡期容易增大惡化，通常在停經後就會漸漸萎縮，症狀改善，因此被認為和荷爾蒙刺激有關，因而推論如果過度肥胖，脂肪會刺激轉化成雌激素雌二醇（estradiol，E2），可能會促使肌瘤長大，或是環境荷爾蒙的影響，不過這些都未得到進一步證實，都只是推論而已。

通常家族中有女性親屬患有子宮肌瘤時，下一代的女性發生肌瘤的風險也會增加，另外也有人推測可能跟生長激素有關。

發現有子宮肌瘤，是不是非得趕快動手術切除不可？其實多數患有子宮肌瘤的女性可能終其一生都不知道自己有子宮肌瘤，因此除非子宮肌瘤已經引起症狀，否則應先觀察即可。

藥物治療：服用止痛藥或荷爾蒙

一般如果患者已接近更年期，肌瘤不太大（小於 5 公分），而且症狀並不嚴重，考量一般停經後肌瘤症狀即會改善，因此疼痛時可以給予止痛藥、貧血時可以給予鐵劑等補充。倘若還未屆更年期，但是不想開刀，則可以使用具有雄性素作用的荷爾蒙製劑。

例如「腦下垂體激素促進素」，它可以讓身體處於假停經的狀態，使用半年可以讓子宮肌瘤縮小約 40％至 60％；但是停止用藥後一段時間，肌瘤仍可能會繼續增大，因此通常適用於接近更年期的患者，或是考量原先肌瘤太大，先用藥使肌瘤縮小後再開刀，比較安全。

做子宮鏡、腹腔鏡或開刀摘除

開刀治療的方式分為子宮內或子宮外治療。子宮內肌瘤可以採用子宮鏡，經由陰道進入子宮摘除肌瘤；而子宮外的漿膜下肌瘤，如果肌瘤較大，懷疑有惡性的風險，或是比較多顆，仍建議採用傳統開刀方式會比較安全。

若是肌瘤比較小且確認安全性，則可以採用腹腔鏡微創手術進行切除。

但若是肌瘤太大，或是肌瘤長在子宮大血管等危險位置，或是懷疑肌瘤有惡性的風險，則可能必須切除子宮，並進行病理檢驗確認是否正常。

子宮動脈栓塞法：阻斷對肌瘤供血

如果肌瘤不適合開刀，也可以採取子宮動脈栓塞法。做法是在手術前以核磁共振掃描（MRI）評估肌瘤的數量、位置、大小，確認患者適合做這項手術後，再由放射科醫師執行。

手術時會從鼠蹊部的血管刺穿一個 2mm 大小的傷口，在 X 光的引導下將導管放入動脈中，再經由導管將栓塞血管的微球體注入子宮動脈中。子宮動脈阻塞後，日後子宮肌瘤便會因缺乏血液供應而壞死萎縮，平均可萎縮 40％到 70％，便可減輕肌瘤壓迫周邊器官或組織的問題。

黃于芳醫師補充，栓塞法短期內的效果不錯，但是因為人體會產生代償作用，在缺血的狀態下，會生出側枝血管重新供應血液，所以長期的成效會比較差。

海扶刀（HIFU）：無創消融子宮肌瘤

這幾年比較盛行的新治療法為海扶刀，即「高強度聚焦超音波」（High-Intensity Focused Ultrasound，HIFU）的腫瘤治療系統。其利用治療探頭，不需開刀或穿刺，即可將超音波聚焦於子宮肌瘤組織，使其產生高溫，溫度約達攝氏 65 度，由於蛋白質組織在超過攝氏 50 度以上

就會產生變性，因此 65 度可以讓肌瘤組織變性，進而慢慢壞死、萎縮而被人體吸收；術後約 1 個月可使肌瘤縮小 40％，3 個月可縮小 60％，半年到 1 年後腫瘤甚至可能完全吸收消失，達到「無創消融」子宮肌瘤的效果。

如果肌瘤大小在 6 到 12 公分左右，通常治療 1 次即可達到效果。據統計，海扶刀的治療率可達 95％。倘若肌瘤的消除效果不明顯，還可以重複進行治療。

海扶刀對人體的傷害小，因此可重複進行，惟治療費用高，一般收費約 16 到 18 萬元左右。倘若肌瘤比較多又很大，由於一般肌瘤大於 10 公分者，治療時間約需 1 到 2 小時，因此若肌瘤太大且很多顆，最好先和醫師討論，了解海扶刀的治療可達到何種程度的效果，再選擇比較適合的治療方式。

多囊性卵巢症
Polycystic Ovary
Syndrome, PCOS
—— 不孕症的主要病灶 ——

案 例

　　張太太結婚多年沒有生育，想藉由人工生殖的方式快點懷孕生子。由於她年輕時就常常月經不來，醫師觀察張太太臉上長鬍、體毛多，而且體型偏胖，再經超音波檢查顯示，她的卵巢有十幾顆卵子都是原發卵子無法排出來，而確診為多囊性卵巢症。服藥控制3個月後，張太太不僅體重減輕，也恢復正常排卵，後來進行試管嬰兒並成功懷孕。

發生率高　是不孕症元凶之一

其實國人罹患此症的比例不低，約有 5% 到 10%；在不孕症門診中的患者，更有 2 成以上都患有多囊性卵巢症。

多囊性卵巢症是怎麼回事？正常的女性在胚胎期時，卵巢就已經形成，女嬰出生時，兩側卵巢共約 40 萬顆卵子已經完備，每個卵子被細胞圍繞，形成含有液體的小濾泡（卵泡），這就是很多醫生說的「卵子會隨女性年齡增加而變老」，因為每顆卵子的年齡和女人的年齡一樣大。

卵子必須在女性月經週期前，經由腦下垂體荷爾蒙的濾泡刺激荷爾蒙（FSH），和黃體生成荷爾蒙（LH）刺激下，左右兩側其中一側的卵巢，才會讓其中一個濾泡成熟長大到約 2 公分大小，並噴發排出成熟的卵子到輸卵管，等待和精蟲相遇。

然而，此症患者的卵巢每個月並不會正常形成 1 個成熟的卵泡，反而是兩側卵巢各長出十幾顆小囊，裡面有著不成熟的原生卵子，這就是多囊性卵巢症。

常表現為青春痘多、多毛、皮膚粗糙

黃于芳醫師說，肥胖、毛髮濃密、皮膚粗糙等，是多囊性卵巢症候群患者常見的外貌。患者因為長期不排卵、月經不規則，或 2、3 個月或更久才來潮 1 次，即使月經來潮也往往是不排卵的月經。

患者因為排卵異常，卵巢易分泌類雄性素，不只使得不易受孕，而且會出現體型虎背熊腰、多毛、毛髮粗黑及皮膚粗糙、易長青春痘等現象。

　　不過很多患者不一定有所有上述症狀。黃于芳醫師說，各界對多囊性卵巢的診斷標準莫衷一是，每隔幾年就會有對診斷標準的爭議。目前的診斷標準認為 3 個條件至少要符合 2 個條件：第 1 是沒有月經或是不排卵的週期；第 2 是要超音波下看到有多顆小卵泡串聯樣的卵巢；第 3 是臨床上表現（例如毛髮茂盛、青春痘等），或抽血報告有雄性素過高的表徵，例如血液中雄性素過高，就有可能是多囊性卵巢症。

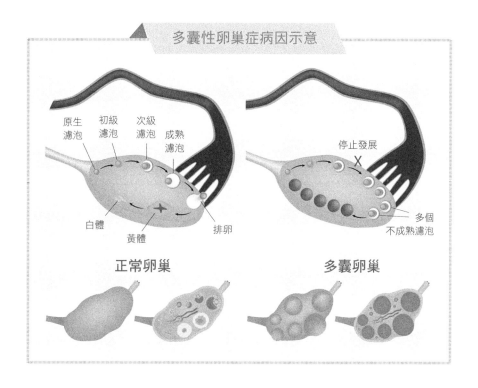

多囊性卵巢症病因示意

原生濾泡　初級濾泡　次級濾泡　成熟濾泡　停止發展

白體　黃體　排卵　多個不成熟濾泡

正常卵巢　　　　多囊卵巢

高危險群：肥胖、荷爾蒙、藥物因素

肥胖

　　為什麼近年來多囊性卵巢的發生率越來越高？黃于芳醫師指出，多囊性卵巢的發生是多因素的，首先要注意肥胖的問題，根據美國的數據顯示，肥胖婦女約有 2 到 3 成有多囊性卵巢症候群，但是瘦的女性發生率只有5%。余慕賢醫師解釋，脂肪會使人體儲存雌二醇激素，肥胖婦女有過多的激素，會影響正常排卵，因此女性最好維持良好的身材，避免肥胖。

遺傳基因

　　和子宮內膜異位症一樣，多囊性卵巢症有家族史的傾向，因此認為和基因遺傳有關；特別是其中有胰島素阻抗性的患者，這類型患者容易罹患糖尿病，也和遺傳有關；多囊性卵巢症患者接受葡萄糖耐受性試驗時，約有35%不正常，約有10%發生成人型糖尿病，而這類患者也比較容易肥胖。

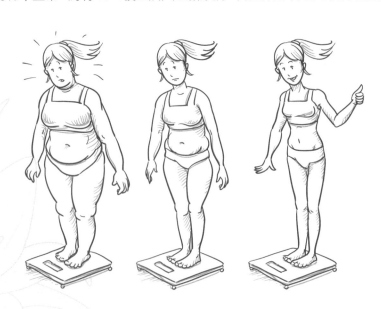

飲食與環境荷爾蒙

黃于芳醫師表示，有推論認為飲食會影響多囊性卵巢的發生，也不排除受到環境荷爾蒙影響，若體內雄性荷爾蒙增加，會使濾泡不能長大排卵，使得這些濾泡一直以小囊的形式存在卵巢內。

荷爾蒙失調

腦下垂體分泌異常，使泌乳素過高，或是腎上腺功能亢進，可能會使雄性素過高，導致男性化，影響排卵和懷孕以及胚胎著床。必須找出是什麼原因引起荷爾蒙失調，再加以治療。

視狀況不同選擇用藥

多囊性卵巢是無法治癒、斷根的病症，須依據患者的不同狀況長期控制，所以治療藥物也不同。

避孕藥

如果患者沒有懷孕的需求，但是月經不正常，有雄性化現象，並擔心沒有排卵，可能引起子宮內膜不正常增生，可以藉由服用避孕藥來調整患者月經週期。兩位醫師都認為，避孕藥有助婦女預防子宮內膜癌及卵巢癌，只要服用 2 年以上就有助於防癌，但患者最好長期控制。

黃體素

除了口服避孕藥，也可以使用黃體素讓患者子宮內膜正常剝落和月經規律化，可選擇每個月 1 次或 2 個月調整 1 次，以避免子宮內膜過度增生。

促排卵藥

　　如果有懷孕需求的患者，則可以服用排卵藥，不過排卵藥不適合連續服用超過半年。患者最好趕快懷孕，完成生育需求之後，再選擇其他的方式控制。

調節代謝藥物

　　主要是調節血糖的藥物：口服降血糖藥 Metformin。由於多囊性卵巢患者常合併有胰島素阻抗現象，臨床發現用 Metformin 降血糖的同時，患者的排卵也會恢復正常，因此現在不孕症治療中，除了口服排卵藥，也常用 Metformin。部分患者單獨使用即可恢復排卵，若反應不佳則可再加上排卵藥，增加排卵率。

　　Metformin 對多囊性卵巢症的患者，還能改善內分泌並有助減重、增加受孕率的效果，該藥也有助患者改善容易流產的現象；而且研究顯示，它在細胞癌化的某個過程中具有抑制作用，故有助預防癌症，包括子宮內膜癌、大腸直腸癌、胰臟癌、肝癌、乳癌、肺癌及男性的攝護腺癌等，現在已經有醫師開給患者此藥當成防癌用藥。

早發性卵巢衰竭
Premature Ovarian Failure, POF

—— 未生育者宜及早凍卵 ——

案 例

　　34 歲的Ｙ小姐睡覺醒來經常滿身大汗，臨睡前也常有臉色潮紅、身體發熱、精神緊張等現象，行房時更常常因為陰道乾澀而感覺不適，就醫診斷才發現有早發性卵巢衰竭的現象，醫師建議如果患者有懷孕的計畫，最好趕快進行人工生殖治療，或是儲存卵子以備未來之用。

　　黃于芳醫師說，早發性卵巢衰竭沒有很好的方式可以延緩，因此Ｙ小姐在醫師持續給予心理建設及衛生教育下，在卵巢停止功能後，服用低劑量荷爾蒙和補充鈣片，以預防骨質疏鬆症、心血管疾病等風險，並且持續追蹤健康狀況。

患者會提早出現更年期症狀

　　早發性卵巢衰竭指的是女性在 35 歲或 40 歲以前，卵巢無法排卵或是缺乏女性荷爾蒙。此病發生率低，依年齡層來分，20 歲年齡層的發生率約萬分之一，30 歲以上是千分之一，而 40 歲以上也只約 1%；不過黃于芳醫師表示，近年來病例有增加的傾向。

　　早發性卵巢衰竭的患者，由於卵巢提早失去功能，因此許多患者會出現類似更年期症候群的盜汗、臉潮紅、身體發熱、心悸、情緒不穩、陰道乾澀、皮膚乾燥等症狀；月經週期也可能提早或越來越縮短，月經來潮時間可能從原本來潮 5 天，變成只有 3 天甚至 1 天，或是月經久久才來一次，有些患者甚至完全沒有月經。

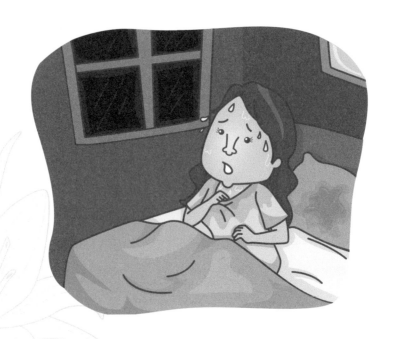

多數為人為因素造成

手術或化療、放療傷及卵巢

　　余慕賢醫師表示，女性每個月排卵 1 次，終其一生大約只會排出 400 多顆卵子，因此女性兩側卵巢的卵子數目是絕對足夠的，那麼為什麼會造成卵巢早期衰竭呢？大多數是因為治療疾病時進行手術，或是為治療某些癌症而做了化療或放療，以致傷害了卵巢。

卵巢發炎

　　病毒性感染等造成卵巢發炎，也可能使卵子受到破壞而減少，導致卵子不足。

基因異常

　　基因異常也可能造成卵巢早期衰竭，如透納氏症候群（Turner syndrome）和 X 染色體脆折症候群（Fragile X syndrome）。

　　黃于芳醫師解釋，透納氏症候群患者的染色體只有 45 X，先天染色體異常使卵巢功能不足，患者往往從小就須補充荷爾蒙。而 X 染色體脆折症候群發生在男性時，男性會有明顯的智能及其他異常，但因為女性有兩條 X 染色體，只要一條正常，影響就不大，因此多數帶因者一切正常；但因為 X 染色體是影響卵巢正常發育最重要的染色體，所以 X 染色體脆折症候群的女性容易發生卵巢早期衰竭；一旦懷孕，則要避免產下染色體異常的小孩。

檢驗抗穆勒氏管激素與卵泡刺激激素

　　抗穆勒氏管激素（AMH）是由卵巢空腔前濾泡（Preantral follicles，即初期濾泡）所分泌的醣蛋白荷爾蒙。進行人工生殖手術時，原生卵子要培養到空腔前濾泡才能進一步受精。AMH 會隨著女性年齡增長和庫存卵子減少而降低，因為它的敏感性和穩定性都很高，而且波動性小，是現在評估卵子庫存量最重要的指標。

　　黃于芳醫師指出，AMH 的正常值在 0.9 到 9.5 之間，有研究指出指數大於 1.0，表示卵子庫存量夠，對於卵巢刺激反應會是良好的；指數大於 3.5 表示卵子很多，可用來預測多囊性卵巢患者一經卵巢刺激會一次排出很多卵，小心可能會遭遇卵巢過度刺激症而引發嚴重腹水；若低於 1.0 就表示卵子很有限，對卵巢刺激的效果可能很差，試管嬰兒的療程也會遭遇取卵數目有限的困境。

AMH 數值及意義

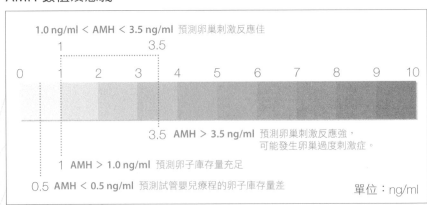

註：正常值：13 ～ 45 歲 0.9 ～ 9.5 ng/ml；45 歲以上 < 1.0 ng/ml
資料來源：James P. Toner, M.D., Ph.D., and David B. Seifer, M.D.；Fertil Steril，2013。

除了 AMH 指數，同時也會檢驗卵泡刺激激素（FSH），FSH 是由腦下垂體前葉分泌的荷爾蒙，主要作用在濾泡的空腔前細胞，可以促使濾泡發育長大成熟，通常需在經期來潮的 1 到 3 天檢驗；但因為它的變動性大，所以至少要檢驗 2、3 個週期比較準確。

單獨檢驗 FSH 不太準，因為約有 7 成卵巢功能衰退的婦女的指數仍在正常範圍，一般認為小於 8 表示正常，高於 10 以上就顯示卵巢有衰退現象。

未生育者建議盡早凍卵

早發性卵巢衰竭很難延緩它的發生，黃于芳醫師說，如果及早發現，使用避孕藥或許可以稍微延緩，因為避孕藥可減少排卵，讓患者保留所剩不多的卵子，也有保護卵巢的作用，但是延長的時間有限，患者如果還未生育，應該盡早在卵子還健康時趕快懷孕，或是趕快凍卵、存卵，以備未來想要懷孕之用。

如果因為疾病需要治療，余慕賢醫師建議患者可以在進行化療或放療前先凍卵儲存，避免卵子受破壞。

另外就是症狀治療，因為卵巢衰竭就如同女性停經，太早停經將提高心血管疾病及骨質疏鬆的風險，因此要和醫師討論，在身體狀況檢查一切正常下，可以使用低劑量荷爾蒙、或補充鈣質等，以預防停經症候群引發其他問題；之後也要定期追蹤補充荷爾蒙後的健康狀況。

第7章
癌後養生觀念9問
Q&A

癌友們常以「到鬼門關前走一回」來形容癌後重生的心情。
不管你相信生病是「天意」,還是輕忽健康,甚至遺傳所致,
既然走過來了,就該重新檢視自己過去的生活習慣。
首先,飲食習慣一定要做完全的大改變,也不要忽略保持心情開朗,
因為情緒問題更是影響免疫很重要的環節,
同時更要注意:運動是擺脫癌疲憊等癌後併發症最重要的事!
說不定,生病正是你人生的轉機。

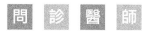

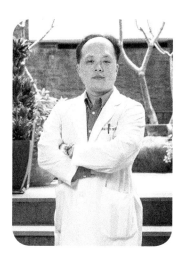

陳 駿 逸
醫師

臺中市全方位癌症關懷協會理事長

專長
癌症精準醫療、化學治療、免疫治療、
標靶治療、癌症治療第 2 意見諮詢、
癌症營養諮詢及治療、
癌症治療及癌因性疲憊症副作用處理及預防、
癌症治療後之追蹤與康復、防癌與基因遺傳諮詢、
中西整合癌症治療、安寧療護、
中醫體質調養、針灸治療

學歷
- 中國醫藥大學中醫學系（中西醫雙主修）
- 中國醫藥大學中國醫學研究所碩士

經歷
- 臺北榮民總醫院內科部血液腫瘤科總醫師
- 國家衛生研究院癌症研究組研究醫師
- 國衛院腫瘤科專科醫師訓練計畫第 9 屆結業
- 臺北醫學大學附設醫院血液腫瘤科主治醫師
- 臺中童綜合醫院內科部血液腫瘤科主任
- 彰化秀傳紀念醫院中西醫結合癌症治療團隊
- 臺北市立聯合醫院林森中醫院區癌症治療團隊
- 衛生福利部臺中醫院血液腫瘤科主治醫師
- 癌症專業網站話聊俱樂部（cancerfree.
medicalmap.tw）創辦人

「罹患癌症讓我從人生失敗組變成人生勝利組！」ㄚ女士曾歷經卵巢癌，抗癌期間又發現肺癌，一般人會認為她的人生自此陷入谷底，但是她反而視罹癌為翻轉人生的救星！

ㄚ女士從 30 多歲起就發現罹患糖尿病，但是因為一直對家庭有怨恨，包括被先生冷落、子女也從不關心，雖然補習班事業經營順利，卻老覺得自己只是家人的提款機，因此即使知道罹患糖尿病，仍不想好好控制。在 47 歲那年，ㄚ女士發現罹患卵巢癌，治療期間常有不適症狀，尤其出現很嚴重的「癌疲憊」。

她在每次化療期間都不吃不喝，每每被員工送往急診吊點滴。通常當患者體力不足時，可能會迫使醫師減少抗癌藥量，也將影響預後。醫師建議她補充抗癌疲憊的藥物，並且提醒她好好控制糖尿病，減少癌症復發。在她接受癌症支持性藥物後，很多癌症治療的副作用都改善了，讓她更有體力抗癌，接受完整的癌症治療。

ㄚ女士治療結束後，持續遵從醫囑，積極運動控制血糖，後來在心理

師的開導下，也參加了癌友聚會。Ｙ女士説，很多癌友有「宿命論」，認為罹患癌症一定是前輩子做了什麼事才會被懲罰，Ｙ女士則認為，抗癌成功後表示老天爺對她的懲罰已經「還完了」，罹癌前所有的人生不順，如今已能坦然接受。

罹癌後，她開始改變自己，利用自己才藝補習班的優勢，請學員們一起製作產品義賣，捐助給癌友團體，甚至還幫助一些因為罹患癌症而變成經濟拮据的癌友重生。

然而，抗癌追蹤期間，她又發現罹患肺癌，所幸是非常早期，用內視鏡切除病灶即可，也不用化療。

她説罹癌後，她從人生失敗組變成人生勝利組，不但早期治癒肺癌，又從被幫助者變成可以幫助別人的人，她還經常在演講中跟癌友分享，即使她治癌期間先生對她不聞不問，但她結識了許多患難共處的癌友，得到更大的支持，還用她的故事鼓勵其他孤軍奮戰的癌友，要有信心對抗癌症：「我這樣悲慘都還可以成功抗癌，妳們一定也可以！」

1 如何克服「癌疲憊」？
6 到 7 成患者感覺癌疲憊，現代醫學有解囉！

Q&A

　　癌症患者常會覺得很累，「癌疲憊」是癌症治療最常見的併發症。臺中市全方位癌症關懷協會理事長陳駿逸表示，癌症患者約有 6 到 7 成會經常感覺疲憊[1]，好像怎麼休息都不能改善，晚期癌友更高達 9 成有癌疲憊的問題。很多患者以為「癌症本來就會累」，也怕跟醫師說，怕會被醫師認為自己愛抱怨，或是擔心醫師會認為自己體力差而不給予積極治療；但其實，疲憊不是癌症病人的宿命，還是可以尋求醫師的協助。

　　陳駿逸醫師說，以前治療癌疲憊的藥物有限，多半是類似安非他命成分等可提神的藥物，但由於怕患者成癮，醫師也不敢開。不過，現在臺灣已有 2 種經食品藥物管理署核可上市的癌疲憊治療藥物，一種是大豆發酵之中成藥[2]；一種是「黃耆多醣體」靜脈注射劑[3]，這 2 種藥物皆通過臨床試驗證實療效，現在很多日本和東南亞的癌症患者，也會聞風來臺灣尋求使用這 2 種藥物。

　　陳駿逸醫師表示，曾有一位卵巢癌病友，因為手術治療後，預計還要打 8 次化學治療，而她每次做完太平洋紫杉醇加上卡鉑的化學治療後，都會疲累到不吃不喝，以致天天掛急診打點滴，打到第 5 個化療療程時，才不得不向醫師求助。陳駿逸醫師建議她，可以嘗試注射黃耆多醣體；結果才剛打完，她就非常開心，「馬上『活跳跳』起來」，後來再接受治療時也不再有疲憊等多重併發症，已順利完成治療。

---

[1] 資料來源：Clin J Oncol Nurs，2014。
[2] 資料來源：Nutr Cancer，2014。
[3] 資料來源：Clin Invest Med，2012。

　　臺灣除了有這 2 種以中藥為基礎的治療癌疲憊等併發症的藥物外，陳駿逸醫師說，南美洲常用的「瓜拿納」果實也滿有效果[4]，瓜拿納在當地常被拿來當提神飲品，它的咖啡因雖然只有咖啡豆的 1/20，但是仍能有效對抗癌疲憊，其箇中機轉值得玩味[5]。

尋求合格中醫或跨科別合作醫療團隊

　　根據美國《家庭醫師醫學期刊》中一研究顯示[6]，每天攝取 2 公克的粉光參，有助緩解癌疲憊。陳駿逸醫師表示，癌疲憊的症狀高度類似於中醫的氣虛症，而治療癌症體虛、氣虛，則是中醫的強項，癌症病人可以尋求合格且有經驗的中醫師輔助治療癌疲憊。

　　他也提醒，醫療應該尋求「第 2 意見」，諮詢治療產生的副作用是否合理。很多病患常會在網路上找資料，他建議患者在網路上找資料時，只能找尋確實為專業醫師寫的文章，如果覺得哪位醫師寫得很好，可進一步再找找那位醫師是否有其他的文章，以確認該醫師是否為癌症治療的專業醫師。

　　陳駿逸醫師認為，病患會尋求偏方，多由於癌症治療很不舒服，而醫院通常又沒有提供良好的諮詢管道及好的處置方式，來協助患者解決治療的併發症或副作用。因此，他建議治療癌症時，應該要找有良好「跨科別合作醫療團隊」的醫療院所，協助患者在發生各種問題時，有不同的專責醫師、護理師、個案管理師等分別幫忙解決問題。

[4] 資料來源：Journal of Clinical Oncology，2006。
[5] 資料來源：J Altern Complement Med.，2011。
[6] PURLs：Finally, a way to relieve cancer-related fatigue.Thomas GB, Asher GN, Mounsey A. J Fam Pract. 2014 May;63(5):270-2

2 病後如何提升免疫力？
運動是最有科學證據力的免疫活化方法

Q&A

癌症病後的保養一定要吃什麼抗癌食物嗎？陳駿逸醫師說，其實目前世界上最有科學證據力，能強化「免疫」的方法就是運動！運動除了可以誘發人體產生好的免疫以外，還可以為人體打造有氧環境；因為癌症喜歡缺氧的環境，像放射治療雖然可以殺死癌細胞，但如果體內環境缺氧，癌細胞全都殺光了還好，倘若體內仍有殘存癌細胞，就很容易復發。

越休息越累　嘗試進行中強度運動

陳駿逸醫師提醒，癌症患者常會覺得很累，自覺沒有體力，所以不想動，想多休息；但其實癌症患者的疲憊不是靠休息就能夠恢復的，適量運動才能消除疲憊感。癌症病患的「癌疲憊」，是癌細胞引發人體免疫反應，造成壞的免疫細胞釋放發炎物質，從而影響腦部中樞神經，所釋放出讓人感覺疲累的傳導物質。

而運動除了可以讓體內含氧量增加，降低癌細胞引發的身體發炎反應，增加腦內啡，還可以改善情緒憂鬱狀態，心情會因此變好，而且運動時候的呼朋引伴，則可以順便和他人互動聊天，從而得到心理上的支持。

不過，要改善癌疲憊，運動量一定要達到中高強度的程度才有效，在運動結束當下感覺到有點累的狀態，才算是足夠的運動量，所以建議最好有專業人員可以指導癌友如何進行運動。陳駿逸醫師建議，癌友可先尋找

癌症運動專業的復健師，從檢測患者的心肺功能開始，再根據自身的身體狀態設計適合的運動課程。

罹患婦癌的病人可能已切除某些臟器，或者在接受放療（俗稱電療）時，亦可能產生下肢淋巴水腫等併發症，這些狀況都可以請癌症專業復健師針對患者的狀況，設計適合的復健療程，協助及處置下肢淋巴水腫等問題。

化療手腳麻 運動有助復原

以婦癌常用的化療藥物「太平洋紫杉醇」為例，它最常見的副作用之一，便是周邊神經病變所引起的手麻腳麻、感覺異常、無力等不適症狀。

面對這些症狀，除了可以補充維他命 B 群、含植化素蔬果等營養素外，也可透過運動復健幫助修復神經損傷，當四肢周邊因運動產生組織壓力時，則可協助損傷神經的再生。

陳駿逸醫師建議可以嘗試進行伏地挺身運動，如果肌肉較無力的話，亦可做改良式的貼牆伏地挺身，也就是把牆壁假裝是地面，手撐在牆上，利用手出力將身體推離牆壁，再搭配跪姿稍許後改採半蹲數分鐘，也就是「屈膝伸手」，手往前伸直，彎曲膝蓋做深蹲姿勢之後再起身站立的連續動作。這類「閉鎖式動力鍊運動」，利用身體的重量加諸在雙手與雙腳上所產生的壓力，將能夠促進周邊神經的再生。

另外，也可以尋求中醫師給予特定穴位進行針灸，並搭配周邊神經病變的處置中藥，輔助中藥手足浴等方式，改善手麻腳麻等不適。

3 真的只要「正常吃」就好？

改變飲食習慣，別再成為癌細胞的「沃土」

　　癌友們常在抗癌治療中和治療後詢問醫師：「我要怎麼吃才能更健康？幫助身體抗癌？」得到的答案往往是「正常吃，多吃蛋白質、熱量夠、營養夠就好了，不需要特別的食物養生」，但是對於歷經各種治療折騰，好不容易撿回健康，重獲新生的癌友來說，總覺得這種答案仍然不夠。

　　為保健身體，許多癌友會自主地去購買各種索價高昂、宣稱可防癌的保健產品，甚至花盡積蓄，最後卻淪落被西醫責罵「亂吃」的窘境。難道，真的沒有針對癌友的養生之道，幫助他們更成功抗癌的途徑嗎？

　　「當然有！」陳駿逸醫師說，在一般西醫師的傳統訓練中，有關營養學的知識並沒有著墨太多，在醫學院學習中可能只有不到 4 小時的營養學基礎概念，使得醫生能夠告訴患者的，也只是一般組織細胞修護的營養保健觀念。

　　由於組織和細胞修護最重要的是蛋白質，所以西醫師多會建議癌友在治療中或治療後要多補充優質蛋白質，熱量要夠、營養要夠，這些都是對的，但是癌症病癒後的組織修復，其實還有其他需要注意的部分，以及特殊的調理方式。

　　陳駿逸醫師進一步說明，癌症的形成有基因的問題，其中包括先天和後天的不同因素。人體中有很多免疫系統，用以抵禦外來侵犯或是體內細

胞的病變，而癌細胞可以在患者體內生存，就表示它們已經在患者身上找到了生存之道。癌細胞的「種子與培養土壤（seed and soil）」發生機制，意味著患者原來的飲食、生活習慣等，都有機會促使身體成為癌症發展的沃土，有利於癌細胞發芽成長。由此可見，癌症病患的飲食一定要大幅改變才行！

　　以婦癌中的卵巢癌、子宮內膜癌為例，部分和荷爾蒙刺激有關，所以如果治療後還喜歡吃高熱量、不改掉可能含有塑化劑汙染等的飲食與生活習慣，那麼身體一樣可能讓壞細胞重新長回來。陳駿逸醫師指出，好好調控體內的「好細胞」是很重要的，現在癌症治療中很重要的一環便是「免疫療法」，其方法不是用很強的放射線或化療藥進行癌症治療，而是透過活化自己體內原有抗癌作用的免疫系統，來抵抗癌症的發生。

4 婦癌患者最需要哪些營養？
多攝取 Omega-3、硒、肉鹼及植化素提升免疫力

　　均衡攝取各種營養是最健康的，陳駿逸醫師在他的《擊退癌疲憊》一書中，推薦癌友們多種營養素。而針對婦癌患者，他認為以下這些一定不能少：

每天攝取 1.5 ～ 2 克 Omega-3

　　發炎反應會促使癌症發生及進展，而 Omega-3 多元不飽和脂肪酸則有抗發炎作用，在癌症的預防和治療占有重要的角色。Omega-3 富含在魚油中，如果因為吃素等特殊考量，可以改用亞麻籽油、油菜籽油、橄欖油。但如果直接使用亞麻油籽，要先用果汁機攪碎，不要烹煮，然後可以把亞麻籽粉加入豆漿或是湯等食物中食用，也可以將煮好的豆漿和亞麻籽一起放入果汁機打碎後飲用。

　　至於橄欖油一定要注意陰涼保存，避免強光破壞營養物質，也不要用來煎或炸，避免產生有害的自由基，但是可以炒菜。初榨橄欖油發煙點是攝氏 210 度，炒菜溫度約是 100 度到 150 度間，不過陳駿逸醫師建議，菜燙熟再加初榨橄欖油拌入，是最好的食用方式。

　　而攝取魚油時則要注意，如果每天攝取魚油超過 3 克，同時有在服用抗凝血或抗血小板藥物時，要注意會降低凝血功能；另外，化療有時候會讓血小板減少，一旦血小板低於 5,000/ul，就要停止使用魚油；另外一點

要注意的是，魚油有降血壓的作用，如果合併服用降血壓藥物者，必須注意監控血壓狀況。

魚油的選擇最好挑選 EPA 和 DHA 比例在 2：1 的產品，每天攝取 1.5 ～ 2 克即可，統計證實，吃過多並不會更有幫助。一般服用魚油約 8 週就可以感受到效果；癌症手術後的患者，大約服用 1 週後，血液中的營養指標就會有明顯改善。

肉鹼有助提升細胞能量

癌友攝取肉鹼[7]，可減少癌疲憊，加強細胞能量補充。如果缺乏肉鹼，細胞能量便可能不足。據德州休士頓兒童醫院的研究發現，某些化療藥物，包括婦癌治療常用的順鉑等藥物，會促使患者體內的肉鹼迅速從組織中釋放到血液裡，使患者細胞的能量降低，引起癌疲憊。

肉鹼多存在動物體內，建議可以多攝取豬肝、豬心、瘦肉、羊肉、雞肉等；素食者則可以攝食酵母，或是喝牛奶、乳清，以及奇異果、木瓜、檸檬、蘆薈、普洱茶和麥芽等。陳駿逸醫師補充道，肉鹼還能減輕促使人體產生惡病質的細胞激素，從而改善患者厭食及惡病質等作用。

微量元素硒可提高免疫力

硒屬於微量元素，雖然在人體內占的量很少，但是在生命活動過程中卻很重要，目前已經證實它能夠抗氧化、增強免疫系統功能，減少發炎反應，也能抑制癌細胞生長。在多項研究中都證實癌症患者適量補充硒，可有效提高免疫功能，並能增強防癌抗癌的能力。

---

[7] 肉鹼，或稱卡尼丁（carnitine），為一種類胺基酸。

硒會抑制癌細胞的 DNA、RNA 及蛋白質合成；也能清除自由基，有助阻斷癌瘤血管形成、防止癌細胞復發及轉移；化療期間搭配魚油使用，可改善免疫淋巴，也能增加患者體內殺手細胞的毒殺能力，還能減低骨髓造血細胞受化療影響，改善發炎反應，有助增強骨骼肌肉質量，改善營養狀況和體力，減少化療引起的癌疲憊等相關問題，並加強化療藥物的抗癌作用。

食物中的全穀類、小麥胚芽、巴西堅果、葵花子、啤酒酵母、大蒜、洋蔥、白蘿蔔、番茄、柳橙、蛋、菇類等，均富含硒。中藥中的黨參，每公克含有 0.04ppm 硒，含量很高，也是中藥用來益氣補虛、提高免疫力，對抗疲勞及虛弱最佳藥方之一。

從深色蔬果中攝取植化素

研究顯示，癌友每日攝取較多的蔬果，可降低癌疲憊的風險。不過陳駿逸醫師提醒，並不是所有的蔬果都有效，富含「植物化學素」（植化素）的蔬果才有此功效。植化素指的是深綠色、紅色、橘色、紫色等深色的蔬菜水果，蔬果顏色越繽紛、越深色，含有的植化素便越高。其中包括：

胡蘿蔔

富含維他命 A、胡蘿蔔素、維他命 B 群等，都是研究有助防癌、抗癌且有助營養素轉化成能量的成分，所以能消除疲勞、恢復體力。

奇異果

含維他命 A、維他命 C、葉酸、精胺酸等，有助維持良好免疫能力。

花椰菜、芥蘭菜等十字花科蔬菜

富含膳食纖維、維他命 C、葉酸、蘿蔔硫素、異硫氰酸鹽，具抗癌、調整免疫的作用。

蘆筍

含豐富類胡蘿蔔素、硒、穀胱甘肽，有抗氧化及免疫調節的作用，但不可以生吃，有痛風或泌尿結石者也要避免食用。

空心菜

含維他命 C、類胡蘿蔔素和斛皮素，具抗氧化功效，但是脾胃虛寒及尿毒症患者不能多吃。

紫米

紫米含豐富植化素、維他命 B 群及鋅，可加速食物的醣類、蛋白質和脂肪轉換成能量；鋅也能協助能量供應，但易脹氣，消化力弱的人食用要注意。

除了上述以外，陳駿逸醫師建議患者，要視個人有什麼症狀再多選擇不同的營養素；例如有手麻腳麻問題，可能是藥物引起周邊神經病變，可多攝取 B 群和銀杏等，飲食也要注意食用天然的食物，少吃加工食品，避免吃到不必要的塑化劑等化學成分。

5 不同階段的癌友如何調整飲食？
優先補充營養和熱量，才有抗癌本錢

Q&A

現在市面上有一些標榜癌症治療前使用的營養補充品，癌症治療前、中、後等不同階段，真的需要不同的營養嗎？

治療前備好戰力很重要

多數癌友發現罹癌後，不管是患者本人或是家屬，都會希望趕快治療，卻忘了要補足體力和耐受力。陳駿逸醫師說，癌友治病前的營養之所以很重要，一來是因為癌細胞會在壯大自己的同時釋放出毒素，讓患者體內產生免疫反應，改變患者的新陳代謝機能，進而過度消耗能量和營養素，但卻使病患的肌肉組織耗損，轉成腫瘤細胞所需的營養和熱量，壯大癌細胞，並造成患者體重快速減輕。

根據統計，約有 75% 的癌症患者在確診罹癌時，已經有營養不良的情況。婦癌中如卵巢癌和子宮內膜癌等患者，經常是以消化道不適症狀為表現，而手術和化學治療、放射治療的過程中，也會引起食慾不振、消化及吸收力大減，使得體重流失更嚴重；以化學治療來說，研究發現，約有 1/3 的病患在進行高劑量化學治療時，會出現吸收障礙。

化療還會引發舌炎、食道炎、胃炎、腸炎，帶來噁心、嘔吐及食慾不振的副作用，甚至發生腹瀉、脫水、電解質不平衡而導致營養不良。若患者同時採取放射治療，雖然婦癌患者的放射治療不像頭頸部腫瘤，放射後

會造成口腔潰瘍及腮腺萎縮、唾液分泌減少，引起吞嚥困難等副作用，但仍會大量耗費體能。患者如果沒有在治療前調整營養「備好戰力」，很容易在治療過程中因為各種營養養分不足，能量無法恢復，而被迫中斷治療。倘若患者恢復差，也可能被降低化療和放療的劑量，將影響痊癒的機會。

2 成癌友死於營養不良　而非癌症

治療前趕快補足營養，治療癌症期間的營養也很重要。據統計，有20%的癌友是死於營養不良，而非癌症本身，當病患體重降低 5%以上時，不僅化療效果降低，而且相較體重正常者，還可能被迫提早 1 個月停止化、放療，同時還會產生較強的毒性反應，以致患者不只存活時間較短，因為無力等併發症，也較沒有生活品質。陳駿逸醫師強調，如果患者營養和體重狀況不好，最好及早介入營養治療。

癌症治療可能包括器官切除、化學治療及放射治療，身體組織受損後，必須根據個人狀況攝取各種營養。如果病患可以進食，陳駿逸醫師鼓勵患者要吃高熱量、高蛋白的飲食。臺灣傳統都說病患開刀要吃鱸魚，這是因為鱸魚含有「精胺酸」，有助傷口癒合、減少感染及幫助組織修復；根據 2015 年《美國臨床營養學期刊》（The American Journal of Clinical Nutrition）中一項雙盲研究[8] 顯示，含精胺酸的營養補充品有助提高頭頸癌患者的治療，推論是精胺酸本身具有調節免疫細胞的作用。

如果病患攝食狀況不佳，則建議可以選擇針對癌症患者設計的特殊營養補充品，食物裡面要含有各種胺基酸、鋅、維他命 B 群、鈣和維他命 K 等營養。但是陳駿逸醫師也提醒，有許多營養誤區，包括探病送高蛋白奶，很多患者飯沒吃，就吃這些營養品，雖然患者要多攝取蛋白質，但如

---

[8] Double-Blind Study，指進行實驗時，為避免參與者受人為因素影響試驗結果，讓受試者與施測人員雙方皆不知道受試者屬於實驗組或是對照組（控制組），直到資料蒐集完成後才知道。

果攝取總熱量不足,高蛋白反而會造成身體能量及肝腎的負擔,使肝腎功能變差。

另外還有雞精、滴雞精,臺灣人都以為雞所有的營養都在這一碗雞湯、雞精中,但其實雞湯或雞精裡面只含「游離胺基酸」。陳駿逸醫師說,以中醫的觀點來看,這些或許有助「補元氣」,但是患者最重要的是要熱量,很多臺灣人都會說開刀的患者飲食有禁忌,像兩隻腳的不能吃、鴨肉不能吃,說這些是「發物」^❾,腫瘤不能吃發物,會越吃越嚴重。

但這其實是歷史的迷思,明朝戰將徐達生病長腫瘤,皇帝朱元璋賜他鵝肉,結果他吃了鵝肉反而因為背後長瘡更厲害而死了,導致後代相傳兩隻腳的動物是發物,腫瘤病患不能吃。但其實,中醫理論從來沒有說腫瘤病患不能吃發物。

相反的,癌症治療致組織受損時,雞肉等含有組織修復很重要的支鏈胺基酸,對傷口癒合很有幫助。因此陳駿逸醫師建議患者可以多補充雞肉、優格和糙米等食物。而患者治療後口味變化,如果吃不下,喜歡吃辣或是加酒烹煮,只要熱量夠,都不必視為禁忌。

倒是癌症治療結束後,飲食要多注意。癌症治療期間要補充高熱量及高蛋白質,但治療後就要謹慎注意紅肉和高熱量食物的攝取。因為癌細胞喜歡「醣」類,但不是說不能吃米麵等醣類食物,而是要避免精製醣類、不要吃太多甜食,攝取糙米、五穀雜糧等未精製的醣類更健康。

❾ 發物是指特別容易誘發某些疾病或加重舊疾的食物。

6　癌細胞會被餓死嗎？
殺死癌細胞，不必靠挨餓

Q&A

　　雖然醫療單位一再說明，但是很多民眾現在還是有「靠斷食來餓死癌細胞」的觀念。陳駿逸醫師提醒，很多病人會採取斷食療法，以為可以餓死癌細胞，但是恐怕癌細胞沒死，人倒先餓死。其實患者不需要靠挨餓來餓死癌細胞，因為像子宮頸癌、卵巢癌等婦癌的抗血管新生的標靶治療藥物，本身就會阻斷供應癌細胞的血管，以科學有效的方法來餓死癌細胞，因此患者根本不必這樣斷食。

　　也有人罹癌後全家堆滿鹼性水，一買好幾十萬元，甚至還有醫師推銷只要使用鹼性水飲水機而不需正規治療的負面新聞。許多業者宣傳酸性體質容易得癌症，還有癌細胞喜歡酸性環境等觀念，然而，事實上任何吃進肚子裡的食物，都會轉變成適合人體的酸鹼度。此外，癌細胞實際上並非喜歡酸性環境，而是它自己因為生存需要而會「創造酸性環境」。

　　由於癌細胞大量分裂製造會使身體缺氧，在無氧代謝下產生乳酸，讓體內變成酸性。但是，這並沒有辦法單靠喝鹼性水來中和；想要改變癌細胞產生的酸性環境，矯正方法是對症下藥，同時藉由適當運動來改變人體變成有氧的狀態。

不能吃大豆、當歸、山藥？錯！

　　癌症患者怕復發，常擔心吃什麼食物可能會使癌細胞再長出來，像很

多婦癌患者擔心吃大豆，深怕其中所含雌激素會促使癌症復發。陳駿逸醫師說，其實大豆並不會促進雌激素增加，乳癌患者的長期大規模臨床研究觀察也未發現吃大豆會增加復發率，相反的復發率反而比較低。此外，乳癌患者的治療目標多半希望患者能夠強迫處於停經狀態，這更容易誘發心血管疾病，不過吃大豆卻有助降低乳癌患者的心血管疾病發生。

也有人擔心山藥和當歸會誘發癌細胞，但這目前僅限於在試管中實驗的癌細胞，於大量使用的情況下才有可能發生。而人體是綜合有機體，目前在人體中並沒有看到會刺激癌症惡化的情形。另外，在中藥裡，山藥主要治療脾胃不佳、體虛的症狀；當歸主要是補血，其實中醫治療用藥時候劑量只需要少量，就有它的療效，山藥與當歸用於治療人體的時候，並不會誘發癌細胞復發，所以如果中醫師因為病情需求開立這些藥材時，癌友們還是可以安心服用。

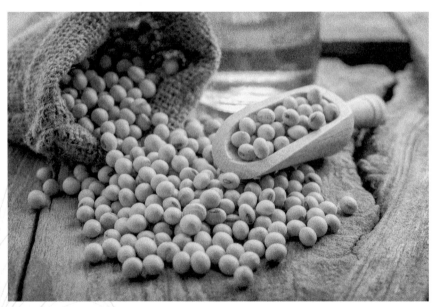

食用大豆並不會促進雌激素的增加，致使婦癌的復發。

⑩ 資料來源：Cancer，2014。
⑪ 資料來源：Medicine，2016。

靠中醫調養有用嗎？
國內外統計證實，中醫確實有效！

Q&A

以前很多西醫對癌症病患自行找中醫調整體質，在立場上會宣稱「採取保留意見」，其實意思就是不相信。不過中醫已經納入臺灣健保給付 20多年，並有統計資料證實：中醫配合西醫正規癌症治療，確實有效。

目前比較明確的資料顯示，乳癌晚期患者接受西醫正規癌症治療，統計發現，有同時服用中藥的患者，5 年存活率會增加 50%[10]；大腸癌患者也能增加 20% 至 30% 的存活率；男性攝護腺癌患者合併中醫治療，存活率則可增加 20%[11]。

而國外也有研究證實，中藥有助降低癌症治療的副作用。舉例來說：美國加州大學柏克萊分校的研究團隊[12]收集肺癌患者併服中藥的十幾個大型研究顯示，肺癌化療患者服用中藥，可讓治癒率提升，副作用降低，且患者體能較好，也比較不會疲憊，同時也有研究發現，中藥有助降低消化系統障礙等癌症治療的副作用，患者也比較不易感染[13]。

不過要提醒癌友的是，找中醫師不能找網路上所謂的「神醫」，一定要有中醫執照，並且有照顧癌症經驗的專業中醫師。如果跟你說「包醫、包治」、「只要吃這些藥一定可以治癒癌症」，通常都是騙人的。

還有一些人會傳抗癌偏方，例如說太平洋紫杉醇是從中藥紅豆杉製作的，所以就有些抗癌偏方要患者吃紅豆杉來抗癌，但這些都是似是而非的

[12] 資料來源：Journal of Clinical Oncology，2006。
[13] 資料來源：BioScience Trends，2010。

宣傳。雖然太平洋紫杉醇確實是來自紅豆杉的樹皮，但是太平洋紫杉醇之所以成為治癌化療藥，關鍵是因為加了特殊的「溶媒」，可以將有效成分釋放到化療藥中，如果沒有這個特殊的溶媒，抗癌有效成分就出不來，而這特殊的溶媒是讓少數人會對太平洋紫杉醇過敏的原因。所以不要隨便聽信坊間的抗癌偏方，以免使病症更惡化，甚至還可能中毒，病還沒治好，就中毒害命了。

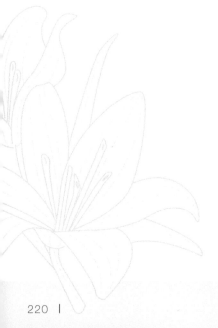

8　摘除生殖器官後，該如何保健？
注意預防骨鬆及心血管疾病等後遺症
Q&A

　　婦癌和一般癌症的不同之處是，像卵巢癌和子宮內膜癌等癌症，可能會把卵巢摘除；而其他的婦癌，傳統治療雖然也可能會建議摘除卵巢與輸卵管，但若患者比較年輕，而且癌症階段比較早期，現在多數專家醫師們可能會保留卵巢，讓患者保留內分泌荷爾蒙功能，以避免提早發生骨質疏鬆、心血管疾病等停經症候群。

　　倘若癌症治療有合併摘除卵巢者，就要預防高血壓、血糖、血脂及尿酸升高等問題，並積極預防心血管疾病。除了老化會讓骨質流失，癌症治療中的荷爾蒙、化學治療也會讓骨質流失更快，所以要注意骨質保健，補充鈣質、維他命 D3，必要時服用預防骨質疏鬆症的藥物。另外也要控制體重與飲食，因為高脂肪和高糖飲食會使骨質流失更快，也別忘運動有助預防骨質流失且訓練平衡感，此外也需要積極預防跌倒，因為嚴重骨鬆合併大腿骨骨折的第 1 年死亡率就高達 20%（Am J Med，1997），不可輕忽！

　　婦癌摘除生殖器官時，陰道也可能受損，除了需要更關注清潔，甚至需要有陰道撐大器等輔具進行復健，否則可能影響性生活。由於婦癌有年輕化趨勢，而讓癌友回歸正常性生活，是讓治癌預後更好、很重要的一環，所以建議也要諮詢醫師有關性生活的復健問題，例如是否可使用潤滑液、是否要用輔助情趣用品復健等。而子宮頸癌、陰道癌、外陰癌等，常和人類乳突病毒感染有關，也建議治療後諮詢是否需要施打子宮頸癌疫苗，來預防未來其他型的病毒感染及再致癌機會。

9　情緒和壓力真的會誘發癌症？
身心狀態影響免疫力，抗癌是身心的綜合活動
Q&A

　　中醫認為所有的癌症和肝氣鬱結、身心承受壓力的狀態有關。負面情緒會使人體產生氣血不循環的環境，以致體內易生腫塊。陳駿逸醫師指出，這些已經是很確定的事實，根據很多醫學統計，半數以上的癌症患者是長期處在焦慮狀態下，也有許多患者合併有憂鬱症，有一部分和生活態度以及人生觀有關，例如在臨床上發現，有強迫性人格、長期處在壓力狀態下者，容易引發免疫系統混亂，所以癌症患者不僅營養很重要，日常社交活動、心理及靈性照顧也一樣重要。

　　如果要讓醫師明確地告知病患該怎麼做、該怎麼吃才能幫助抗癌，一定要經過多種研究，得到很明確的結果，才會提出建議。陳駿逸醫師說，以西醫學的基本概念，要求每種治療的方法都要「立竿見影」，要有「百分之多少的有效率」；可是很多有益健康的結果，其實都是生活中各種因素合併起來才能產生效果，例如健康的生活、壓力的抒發，這些都很難以科學量化。

　　但是臨床上已經明顯看到，很多病人在發生癌症後，若有不好的情緒，使得生活變得封閉不愛活動，結果是，不僅體能更差，免疫力也會下降。陳駿逸醫師說，過去因為臺灣多數癌症患者都是晚期才發現，所以抱有「癌症患者活不久」的舊觀念，也導致態度消沉，不重視預防復發的全面性策略；但是近十多年來，基因檢驗及醫療的技術已大幅進步，許多癌友即使復發，還是可以存活很久。

陳駿逸醫師提醒癌友們，一定要有一個新的觀念，很多患者常說「罹癌治癒後，多活 1 天就是多撿到 1 天，要更珍惜」，珍惜人生是對的，但是癌友多活 1 天絕對不是「撿」到的，癌症治療後應該視為「重生」，每天都要為「讓自己更健康」而更努力。臺灣每年有 7 萬多人被發現罹癌，但是現在臺灣已經有數十萬癌友還繼續活著，所以不僅是身體，精神上與內心心靈也應該積極尋求療癒，找出讓自己更健康的方式，要更健康地過著未來的人生。

國家圖書館出版品預行編目 (CIP) 資料 　　　　　　　　　　　健康系列 01

那些子宮教我的事：婦癌迷思、臨床診療問題全解析 /
丁彥伶採訪撰稿 . -- 臺北市：商周編輯顧問 , 民 106.09
　面；　公分
ISBN 978-986-7877-40-6(平裝)

1. 婦科腫瘤 2. 子宮疾病

417.2 　　　　　　　　　　　　　　　　　106012514

 那些子宮**教我的事**
婦癌迷思、臨床診療問題全解析

企劃製作　　商周編輯顧問股份有限公司
地　　址　　104 台北市中山區民生東路二段 141 號 6 樓
客戶服務專線　(02)2505-6789#5510
客戶服務傳真　(02)2500-1932
劃撥帳號　　18963067 商周編輯顧問股份有限公司
網　　址　　http://bwc.businessweekly.com.tw/

作　　者　　丁彥伶
總　審　訂　　葉聯舜
文字編輯　　羅惠萍
責任編輯　　涂曉蝶
企畫編輯　　張舒文
美術設計　　楊士民
總　　監　　黃怡蒨
總　經　理　　李國榮

感謝協力醫師群
朱俊誠、何志明、吳姿宜、呂建興、余慕賢、張廷彰、張志隆、
陳駿逸、黃于芳、葉聯舜、廖正義、鄭文芳、劉文雄、賴鴻政 (依姓名筆劃排序)

印　　刷　　鴻嘉彩藝印刷股份有限公司
定　　價　　新台幣 380 元
中華民國 106 年 9 月初版 1 刷
ISBN：978-986-7877-40-6